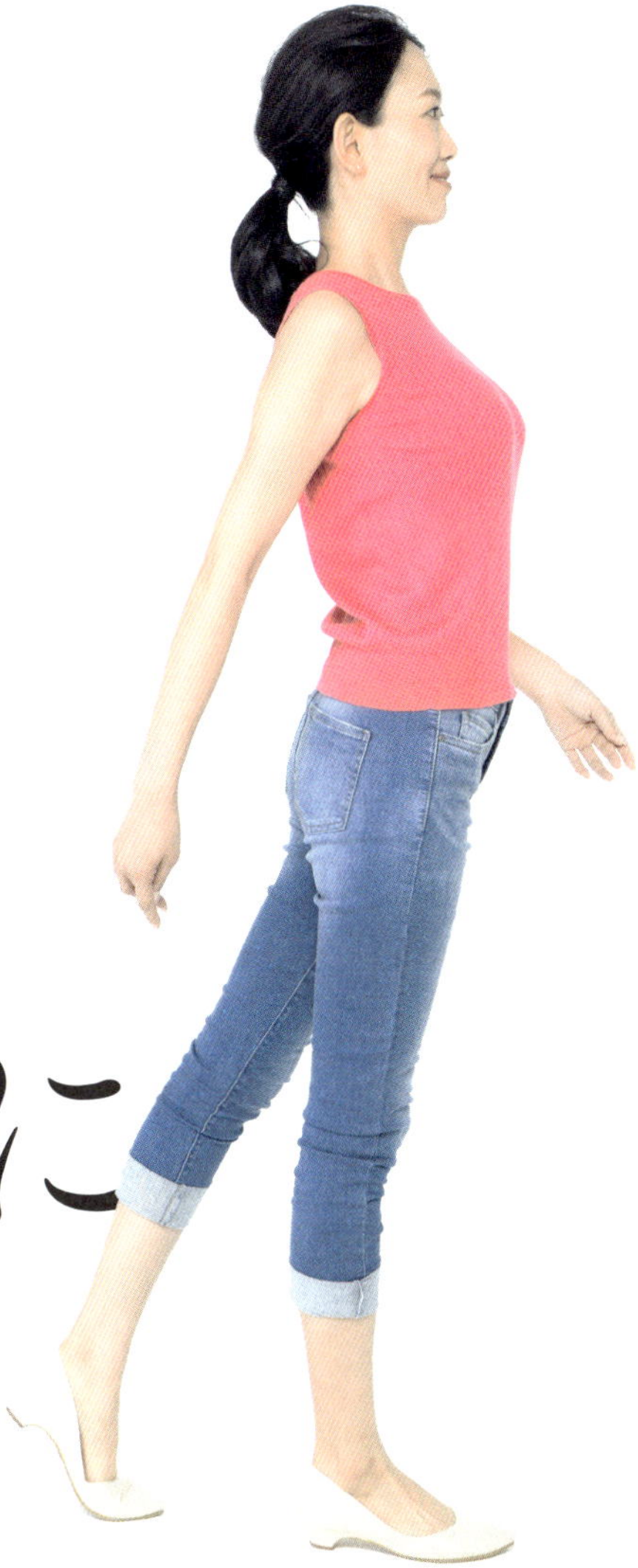

誰でもキレイに見える美しい歩き方

ウォーキング講師　多村亜希子

文響社

がくれる5つのギフト

01

姿勢が美しくなる

正しい歩き方は姿勢を整え、あなた本来の美しさを引き出します。

02

理想のスタイルに近づく

クセのある歩き方を手放すことで、足が細くなったり、ウエストが引き締まったりとバランスのとれたボディラインに変わっていきます。

03

健康になる

日常生活の中にある「歩く時間」をエクササイズに変え、健康的な体作りを目指すことができます。

「美しく正しい歩き方」

04

心が安定する

歩くことはセロトニンやベータエンドルフィンなど心を落ち着ける神経伝達物質の分泌を促すので、ポジティブ思考になることができます。

05

世界が広がる

歩くことが好きになれば行動範囲が広がり、大切な人や場所との出会いに恵まれます。

はじめに

歩き方を変えることで、誰でも美しくなれる、と言ったら驚かれるでしょうか。

走り方や泳ぎ方に基本があるように、歩き方にも基礎があり、キレイに正しく歩くための方法論があります。ただ、残念ながら私たち日本人の多くは、正しい歩き方を教わったことがありません。私たちは歩きはじめてからもう何十年も、自己流の歩き方を続けていることになります。間違った歩き方を続けていると、体はその歩き方を「スタンダード」と記憶し、いつの間にかクセになってしまいます。猫背や内股といった典型的な悪い歩き方を「スタンダード」として、毎日歩き続けている人がとても多いのは、こういった理由からです。正しい歩き方を知らずに、**自己流のクセのある歩き方を続けることによって、毎日一歩一歩キレイから遠ざかっている**と言っても過言ではありません。

試しにあなたの周りにいる美しい人を思い浮かべてみてください。いつもきちんとメイクをしているとか、洋服をおしゃれに着こなしている、ということ以上に、**背筋がスーっと伸びて姿勢がキレイで、身のこなしが流れるように美しく、さっそうと歩いて**

いる姿がイメージできたのではないでしょうか。理にかなった美しい歩き方をすることは、実は難しくありません。この本で紹介するメソッドを実践することで、誰にでもすぐにできることなのです。激しいトレーニングも、厳しい食事制限も、ダイエットも不要です。正しい体の使い方さえ覚えれば、自分をキレイに美しく見せることは、とっても簡単にできるのです！

私は13年前からウォーキングの指導を始め、園児から学生、ＯＬ、主婦、80代のシニア世代まで約３万人の方の歩き方改善をサポートしてきました。歩き方を変えることには、人生を変えるほどのインパクトがあります。

ある40代の受講生の方はお友達から「最近きれい。何か始めたの？」と聞かれ「正しい姿勢を習ってウォーキングをしているの」と答えたら「だから姿勢がいいのね！　生き生きして見える」と驚かれたそうです。60代の受講生の方からは、「自分たちの世代が元気に歩けていると、娘や息子世代は安心できるし、孫のサポートも無理なくできる」というられしい声もいただきました。街を歩いていると、異性から声をかけられた、という人も多く「ウォーキング受講生あるあるだよね」なんていう声も上がるほどです

（笑）。

正しい歩き方こそが、本来の美しく健やかな心身をつくる、と考えるようになったきっかけは、実は私自身の経験にあります。

かつて私は、キレイにとらわれ、心身を犠牲にしたことがあるからです。

モデルを目指していた私は、17歳から7年間、摂食障害を患っていました。食べることそのものに罪悪感を覚え、食べたらすぐに吐くのが習慣になってしまっていました。

思春期の食欲は抑えることができません。でも太りたくない。すると、吐くことを前提に食べるようになります。スナックやポテトチップス、菓子パン、カップラーメンなどをむさぼるように食べては、「15分以内に吐き出さなきゃ」とトイレに駆け込む。1日に何回も憑りつかれたように体重計に乗っては、1、2kgの体重の増減に一喜一憂していました。モデルを目指し上京してから、状況はさらにエスカレートしていきました。

摂食障害の影響でメンタルはいつも不安定。誰にも話せないこの秘密を抱え、押し寄せる寂しさ、虚しさ、悔しさ……。食べている瞬間だけは、そうした自分の気持ちを忘れることができる。けれど、食べ終わるとすぐ襲ってくる罪悪感。食べ物を吐き出すたびに、「なんてダメな人間なんだ」と自己否定。そして自己嫌悪、という悪循環の繰り返し。もがき苦しみ、ここから早く抜け出したい、いつもそう思い続けていました。

でもあるとき、心に決めたのです。

「これからは自分をいじめるのはやめて、自分を大切に、優しく生きよう」

それから私は、朝晩必ず乗っていた体重計に乗るのをやめました。そしてできるだけ毎日、太陽の光を浴びながら、近所の公園や街を歩くようにしました。姿勢を正して一歩一歩意識しながら丁寧に歩くと、不思議と気分が良くなり、楽しく前向きな気持ちに変わっていくのを感じました。**自分のキレイを誰かと競うのはやめよう。自分を誰かと比べるのはやめよう。誰かの基準に合わせて生きるのはやめよう。私は私らしいキレイを見つけていこう。**そんな風に考えられるようになった頃、いつのまにか摂食障害も克服できていました。「歩くこと」の大きな効果を実感した私は、モデルを辞めて裏方に回り、ウォーキング講師として、歩くことの大切さを伝え、広めていく活動をスタートしました。

正しい歩き方は、健康だけでなく、美しさと自信を与えてくれます。大人の女性の本当の美しさとは、健やかな体、そして心をベースに成り立つものだと私は考えています。キレイになりたい、美しくなりたいという願いは、女性の永遠のテーマだからこそ、体と心のどちらかを犠牲にしてもう片方を得ることはできません。その両方を叶えるのが、姿勢良く歩くこと。それに気づいたからこそ、ウォーキング講師としてその素晴らしさを伝え続けています。

私はキレイをつくる三大要素を**姿勢、歩き方、歩行環境**と考えています。正しい姿勢と歩き方を身につけることに加え、歩くための環境を整えること、つまり、足に合った靴を履いて歩くこともとても大切です。ただ、日本の靴文化はまだ100年ということもあり、自分の足に合った靴で歩いている人は、ほとんどいません。正しい歩き方をつくる靴の選び方、使い方については第4章で解説します。

本書ではさらに「靴とヒトの歩行の関係」を科学的に研究している新潟医療福祉大学の阿部薫教授にご協力をお願いし、歩き方を変えることが、美や健康につながる仕組みについて解説をしていただいています。

この本の目的は、**あなたの「本来の美しさ」を引き出すこと**です。ダイエットをしなくても、立ち方や歩き方、手の置き方をちょっと変えるだけで、人からの見え方は驚くほど変わります。自己流のクセのある歩き方は体にかかる負担も大きく、残念ですが、歩きながら自分の体をいじめているのと同じこと。毎日自分をいじめるのはもうやめて、正しい歩き方で歩きましょう。筋肉のつき方もバランスがよくなり、美しくキレイにスタイルＵＰしていきます。**美しい姿勢や美しい歩き方が、美しい自分をつくる**のです。

今は鏡に映った自分を見るのが嫌だという人も、きっとすぐに変わることができます。**誰かより美しくなるのではなく、昨日の自分よりも美しくなる。そんな風に１日１日を歩んでいけば、年齢を重ねることが楽しみになってきませんか？**　この本を通して、そのお手伝いができればこれ以上うれしいことはありません。一緒に「私らしいキレイ」を見つけていきましょう！

多村亜希子

Monitor Before - After

重度の猫背だった私が歩き方美人に

加藤真由美さん（47歳 会社員）

40代になるまで、歩くことについて深く考えたことはありませんでした。「前に進めばいいか」というぐらいの意識しかなく、ただ前に足を出して、ペタペタと歩いていたと思います。さらに、「ハイヒールはおろかどんな靴を履いても足が痛い」という悩みも抱えていて、今と比べると、外出することも少なかったように思います。

でも、この本で紹介されているような美しく、正しい歩き方を学んでからはいろんなことが変わっていきました。後ろの足でしっかりと押し出すように歩くこと。つま先でペタペタと歩くのではなく、足の裏全体を使って歩くこと。足長や足囲をきちんと測り、自分の足に合った靴を選ぶこと。それまでは考えもしなかったようなことを意識したら、歩くこと自体がどんどん楽しくなっていきました。以前は引きこもり気味の主婦だった私ですが、今は家族から「また出かけるの？」と聞かれてしまうぐらい、とても行動範囲が広がりました。メイクをしたり、髪をきれいにしたり、今までは考えられなかった「自撮り」に挑戦したり……自分の楽しみの範囲も広がり、日々を明るく過ごせるようになりました。

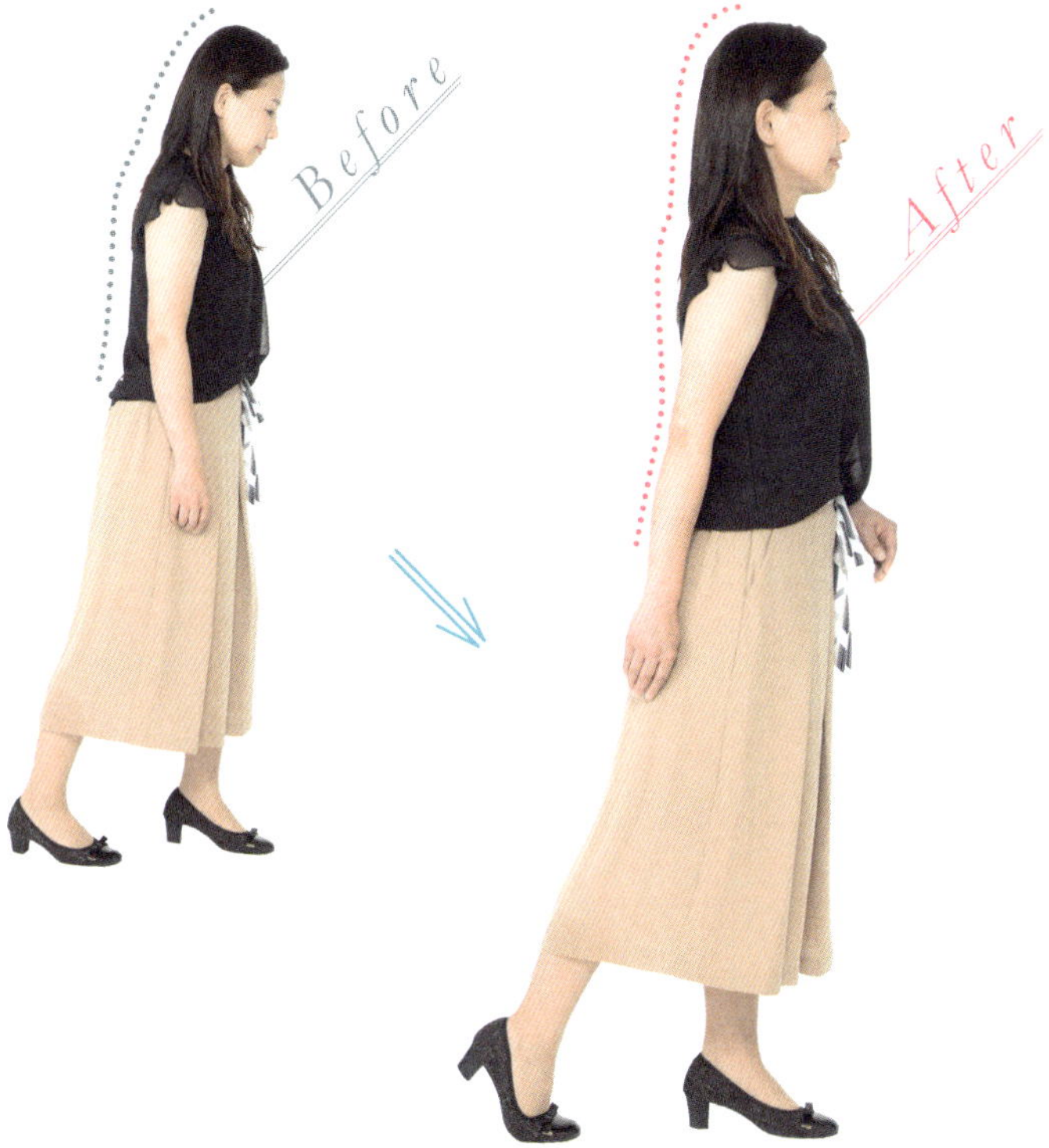

猫背が長年のクセになっていた姿勢も変わったように思います。基本姿勢の確認の仕方を習ってからは職場の同僚からも「姿勢がいいね！」と言われたり、趣味で通っている着付け教室でも姿勢をほめられたり、ということが増えました。もちろん、今でも油断すると以前の姿に戻ってしまっているときもあるのですが、スーパーで牛乳やお惣菜を選んでいるときにちょっと意識してみる、という風に生活の中で自分の歩き方や姿勢をチェックしてみるのも案外楽しいものです。「自分に合った靴を履き、正しい歩き方で歩くこと」には本当に人生を変えてしまうほどの力があります。ぜひみなさんにも知っていただきたいです。

Monitor Before - After

正しく歩くことで明るい印象に

加藤朋子さん（35歳 自営業）

歩き方について興味を持ったきっかけは、数年前、60代の母が足を悪くしたことでした。それまでは〝歩くのが当たり前〟と思って生活していましたが、歩けなくなると、本当に何もできなくなってしまいます。今は元気になりましたが、半年間ほど不自由をしている母の姿を見ると、毎日、胸が締め付けられる思いでした。そして「歩く」ことがどれほど大切かを知りました。

そんな中、ふと街を見ると、ヒールを履いてキレイに歩いている人がとても少ないことに気づきました。メイクやファッションを完璧にしていても、「歩き方が残念……」という人がたくさん。そして私自身も「同じ」ということに気がつきました。当時履いていた靴のサイズが足に合っていなかったこともありますが、ヒールの減り方から見ても、とんでもない歩き方をしていたように思います。

これを機にウォーキングの大切さについて考えるようになったのですが、歩き方教室に通い始めると、想像以上にいろんなことが好転していきました。体のバランスが整うことで、重い荷物を持って出か

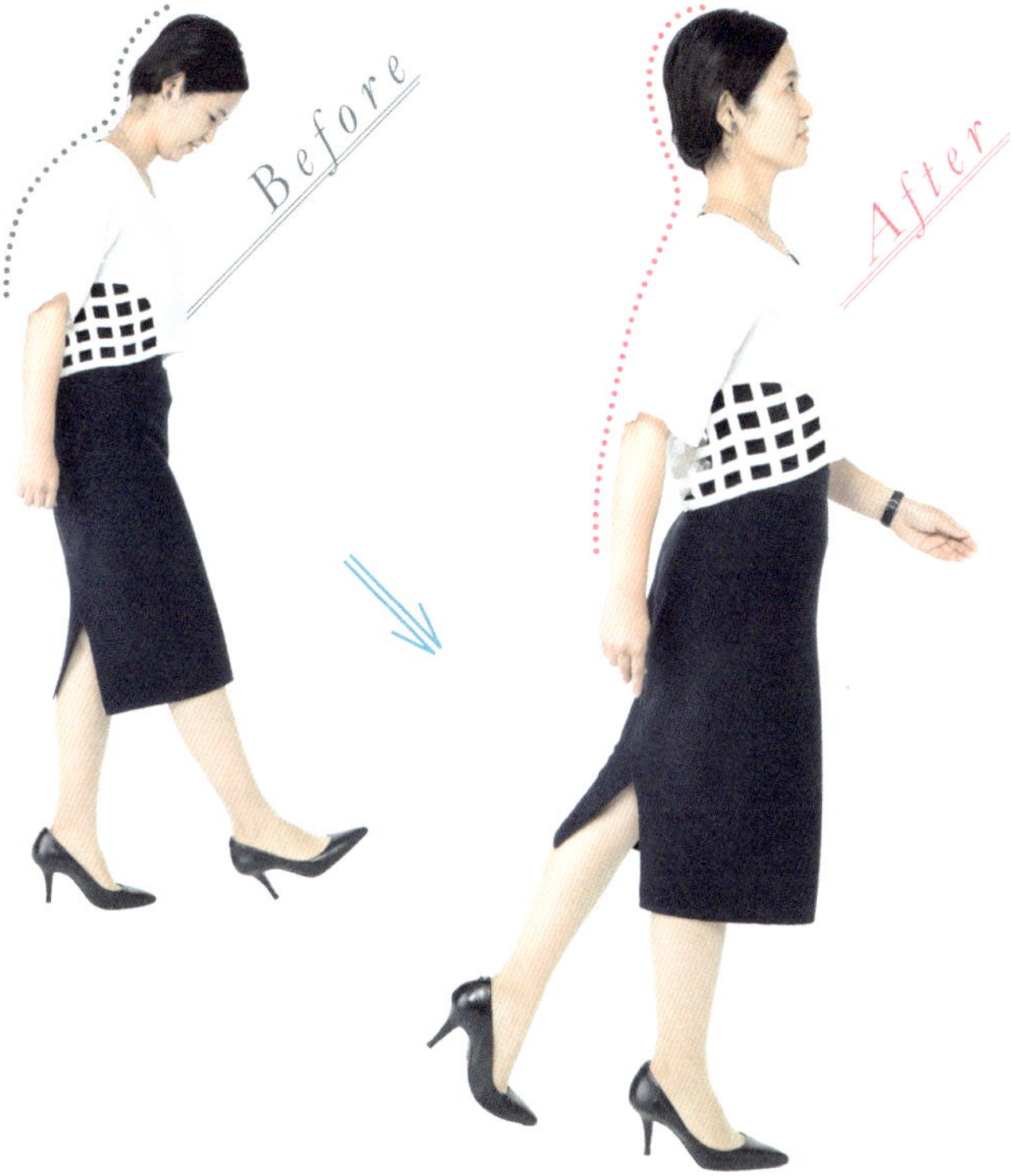

ける日も、疲れを感じないようになりました。全身のむくみがとれ、目に見えて足が細くなり、周囲からもほめられることが増えました。

以前は常にスマホに目を落としながら歩いているような状態でしたが、顔を上げ、姿勢を意識することで、明るい印象になった気がします。友人から「なにか変えた？　いつもと違う気がする」と言われたり、街で声をかけられたり。うれしいことが続きました。歩き方を変えることは、心身の健康にいいだけでなく、人に与える印象までもガラリと変えてしまうのだなと驚きの連続でした。

誰でもキレイに見える美しい歩き方

《もくじ》

Chapter 1

美しく、正しく歩けば人生は変わる

Chapter 2

美しく見える立ち方

Chapter 3

すぐできる！　美しく見える歩き方

Chapter 4

美しく正しい歩き方は足が支えている

Chapter 1

美しく、正しく歩けば人生は変わる

Smart Walking - 01

正しい歩き方が与えてくれるもの

キレイになりたい！　そう思ったらあなたは何からスタートしますか？

トレーニング、ダイエット、食事制限、ヨガ、ピラティス……。キレイになるための体づくりとして、どれも素晴らしい手段ですが、毎日続けて習慣にすることって、とても難しいですよね。メイクやヘアスタイル、ファッションを変えてイメージチェンジ！　はどうでしょう？　女性ならワクワク心が躍りますが、コスメやメイク道具一式を揃えたり、新しい洋服やバッグ、アクセサリーなどを購入したりするのにはお金も時間もかかります。その点、**歩き方を変えることならば、手足や体の動かし方を変えるだけ。**気軽に、誰でも、今日からチャレンジすることができます。本書で紹介する歩き方を実践すると、すぐに見た目の印象がグーンと向上し、美人度がUPするだけではありません。お腹周りがスッキリしたり、お尻もキュッと上がってきたり。年齢と共に気になってくるボディラインそのものが変化していきます。**美しく健康的な体をつくる**

ためには、美しい歩き方を身につけることが一番効果的なのです。

大変なトレーニングやエクササイズは不要です。姿勢と歩き方を変え、一度正しい歩き方を身につけたら、通勤や通学、子どもの送迎、毎日のお買い物など、普段の暮らしの中の「歩く時間」がエクササイズになります。毎日「キレイ」をコツコツ積み立て貯金していくことができるのです。その意味で、正しい歩き方の知識と技術は一生モノであると言っても決して大げさではないと私は考えています。

また、かつての私がそうだったように、正しく歩くことは、人生を明るく前向きに生きていく力を引き出してくれます。

私のレッスンを受けてくれている人の中にパーキンソン病を患っている方がいます。パーキンソン病は進行性で、一生薬を飲みながら付き合っていかなければいけない病気です。病気をきっかけに将来を悲観するようになり、心の状態も不安定になっていった彼女は、前向きな気持ちと健康を取り戻すために、ウォーキングのレッスンを受講することにしたそうです。彼女はレッスン後にこう言ってくださいました。
「正しい姿勢で歩くことは、人生を健康で前向きに生きるための全てに深くつながっていることがわかりました。体がつらいからと家に引きこもっていては病気もどんどん進行して気持ちまでふさぎ込んでしまいます。外に出て姿勢良く歩くことができるからこそ、笑顔で人生を送って行くことができると、強く感じました」

女性の体は男性に比べてゆらぎやすく繊細です。産後に体の不調を経験したり、40代を迎えてガクッと体力が落ちたり……。人によってさまざまですが、体が思うように動かないことや、昔は感じなかったような不調にもどかしさを感じると、笑顔が消え、表情も暗くなっていきます。

いろんなことをあきらめて「もう歳だし、キレイなんてどうでもいいや」と投げやりな気持ちになってしまうのは、病気や体の不調がきっかけであることも多いのです。年齢を重ね、今まで当たり前だった健康が、とても大切だったんだと改めて実感している女性もきっとたくさんいるはずです。私たちが毎日を笑顔で元気に楽しく過ごすために必要な「健康」と「キレイ」という、かけがえのないものをプレゼントしてくれるのが、「正しい歩き方」なのです。

美しくない歩き方の特徴とリスク―ガニ股、内股、左右差

姿勢と歩き方を習ったことがない人や、歩き方にコンプレックスを持っている人のほとんどが、左の写真のどのタイプかに当てはまるはずです。ひざからつま先まで内側を向いてしまう内股さん、ひざとつま先が外側を向いてしまうガニ股さん、背中が丸まり、肩が内側に入り込んだままベタベタ歩く猫背さん、姿勢を良くしようと胸を突き出し、腰が反りすぎたまま歩く反り腰さん……。

こんな風に歩き続けていると、体にとって大きなリスクが伴います。例えば、内股さんは、常に足の外側に力が入っているので、ふくらはぎや太ももの外側がパンパンに張ってしまいます。ガニ股さんは重心が左右にユラユラしてバランスが悪いので、つまずいたり、転んだりする危険が大きくなります。このほかにも、左右の歩幅が違う人も要注意。片方の足に負担が集中してしまうため、バランスが偏り、片側のひざや腰、股関節などを痛める心配も出てきます。

内股さん

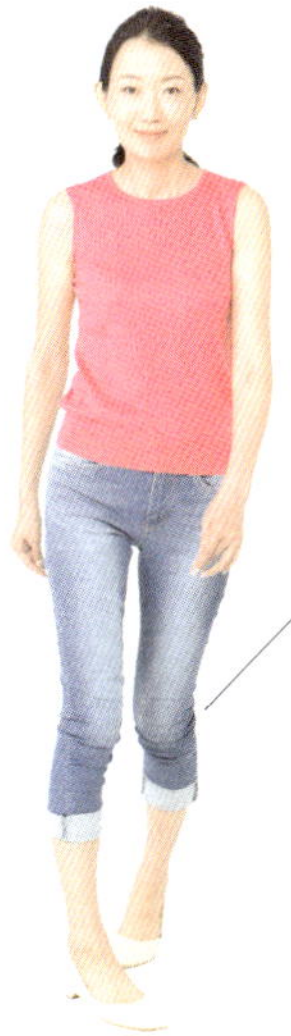

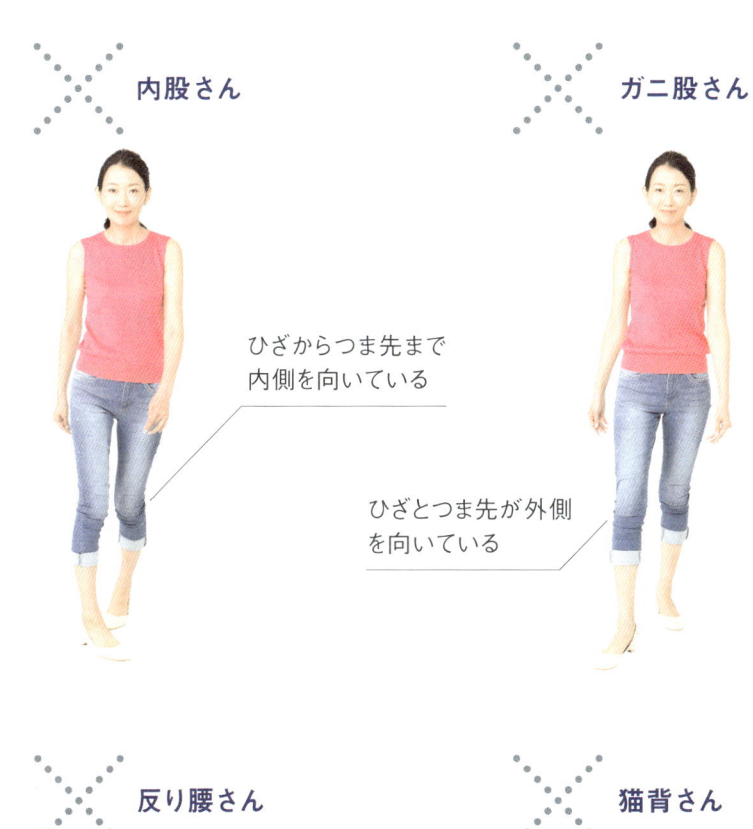

ひざからつま先まで
内側を向いている

ガニ股さん

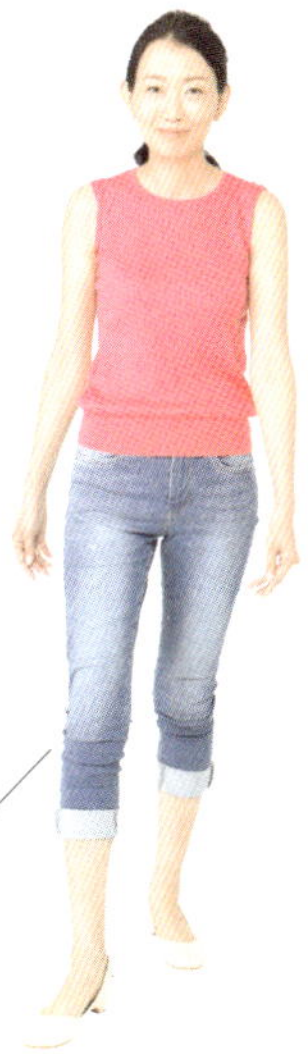

ひざとつま先が外側
を向いている

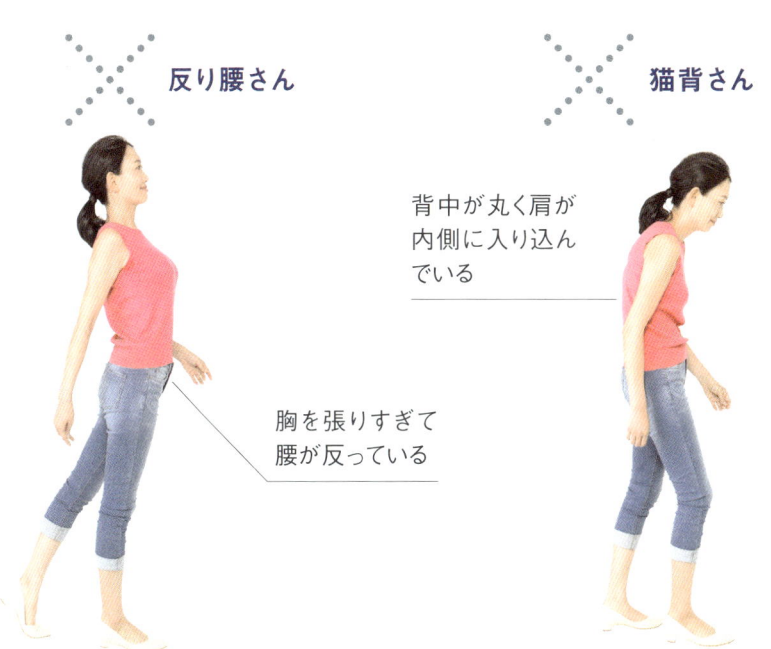

反り腰さん

胸を張りすぎて
腰が反っている

猫背さん

背中が丸く肩が
内側に入り込ん
でいる

Column 01

歩くことが心とカラダの機能を高める理由

新潟医療福祉大学大学院
医療福祉学研究科教授　阿部薫

歩くことは、心身に様々なポジティブな影響を与えます。

ダイエット効果

ウォーキングは手軽かつ効率的にエネルギーを使うという意味で、最適な活動だと言えます。女性は男性と比べ、体質的に脂肪を溜め込みやすいので、脂肪を燃やすという面でも歩くことは大きな効果があります。以前は20分以上有酸素運動を続けないと、脂肪を燃焼する効果がないと言われていましたが、最近の研究では、5分ずつ4回、10分ずつ2回という風に何回かに分けて運動しても同じような効果があることがわかっています。つまりわざわざジムへ行ったり、本格的なウォーキングに出かけたりしなくても、買い物やちょっとした外出など生活の中で有酸素運動をし、脂肪を燃やすことは可能なのです。例えばエレベーターでなく階段を使う、といったことでも十分ダイエット効果につながるでしょう。

冷え性対策

体を動かすとぽかぽかとあったまる、といったことはみなさん体験したことがあると思います。これはエネルギーと酸素がくっつき、化学反応熱が生まれる、という現象です。こうした体温が上昇する機会が少ない人は冷え性になりがちだと言えます。体を動かすのは筋肉ですが、冷え性の女性は筋肉の割合が少ない人が多い。男性に冷え性が少ないのは、女性に比べて筋肉量が多いからです。習慣的に歩くことは適切な筋肉量をつけることにつながるので、冷え性の改善にも効果的です。

精神を安定させる効果

ウォーキングをはじめとする運動療法が精神・心理的な安定作用や改善作用を持つことは医学的に証明されており、世界中の医療現場に取り入れられています。歩くことによってセロトニンやドーパミン、アドレナリンといった幸せ物質と呼ばれる脳内神経伝達物質が分泌され、メンタルを安定させると言われています。医療現場においては、身体的なリハビリ目的だけではなく、脳機能を改善し、精神・心理面に働きかけるという意味でも「歩くこと」が注目を集めています。

健康寿命を延ばす

ウォーキングは全身運動なので、視覚や聴覚、触覚をフル稼働します。人間の体は使ったところが発達し、使わないところが退化する（これを廃用と言います）という原則があります。運動しなければ手足の筋肉が落ちますし、しゃべらなければ言語能力が退化します。寝たきりのことを全身性廃用症候群と言いますが、全身を使うことができるウォーキングは寝たきり予防としてもまさに理想的だと言えます。人間の体は動くために設計されているので、健康寿命を延ばすためには動くことをやめないことが大事です。年齢を重ねて運動量が減ってきていたとしても、歩く習慣はぜひ継続しましょう。

POINT

CHAPTER1. 美しく、正しく歩けば人生は変わる

美しさは歩き方が決めている

美しくない歩き方は健康リスクになる

歩くことが心身を健やかにする

Chapter 2

美しく見える立ち方

正しい立ち方＝美しい立ち方

正しい歩き方をするためにはまず、**正しい姿勢で立つこと**がとても大切です。

職場ではパソコンを使ったデスクワーク、家庭ではお料理にお掃除、お洗濯。休憩時間にはスマホ使用。日常生活は姿勢が崩れやすいシーンばかりです。だから首より前に顔の位置がある前傾姿勢、いわゆる猫背さんがたくさんいます。頭はとっても重いので、**猫背は首や肩に負担をかけ、凝りを引き起こします。**逆に、姿勢を良くしようと背筋を伸ばすことを意識しすぎると、反り腰さんになってしまうこともあります。**反り腰は腰に負担がかかるので、腰痛を引き起こす原因になります。**街行く人を観察していると、日本人にはどちらかというと、前傾姿勢の猫背さんが多いと感じます。実は私も元々は相当な猫背さんだったのです。10代のころは連日、競技珠算と卓球に打ち込んでいたので、母親や学校の先生が心配していつも声をかけるほど、背中が丸まっていました。そのクセはなかなか抜けず、モデルになってからも、ふと気を抜いた瞬間、猫背さんに戻ってしまうこともありました。でも、あることを意識し始めたら、今ではすっかり猫背を卒業することができました。次の項目から正しい基本姿勢の作り方を解説していきたいと思います。

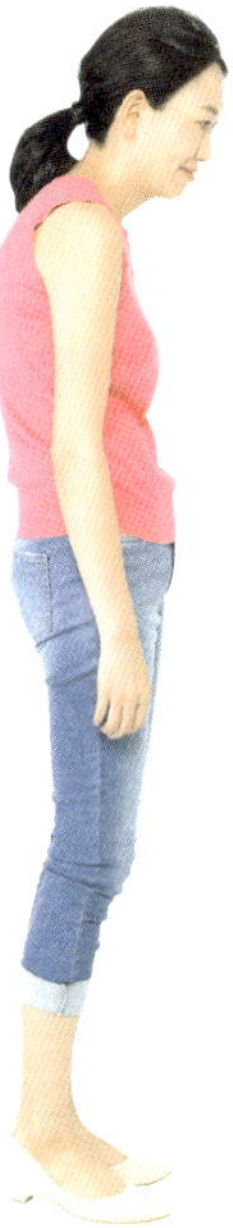

猫背さん

首や肩に負担がかかり、
肩こりの原因にも

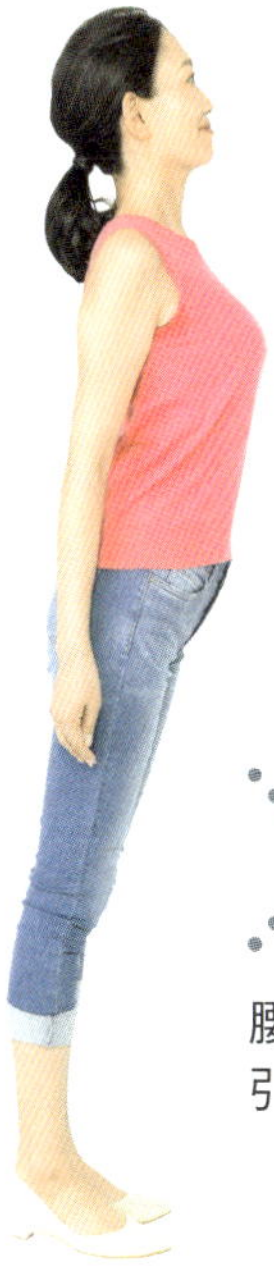

反り腰さん

腰に負担がかかり腰痛を
引き起こす

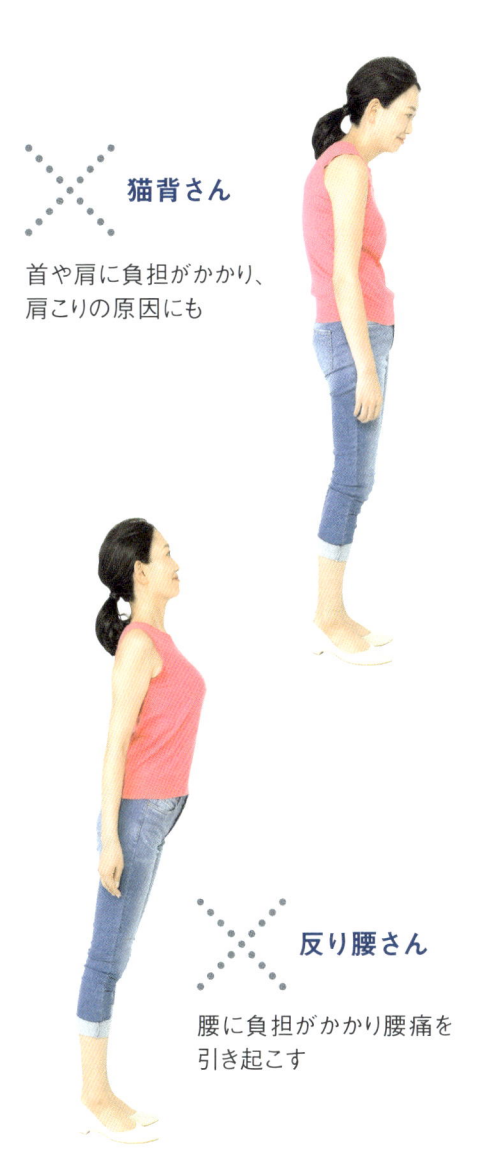

正しい歩き方は正しい立ち方から始まる

基本の立ち方……壁立ち

正しい基本姿勢を確認する方法です。基本姿勢は後頭部、肩甲骨、ヒップ、かかとが同じ垂直線上にあり、両腕がすとんと肩から落ちている状態を目指します。まず、**壁に背中をつけ、①後頭部②肩甲骨③お尻④かかと―の4か所が壁に接するように立ちます。**背中と壁のすき間に手の平を入れて確認してみてください。大きく空いてしまっていませんか？　この場合、腹筋に力を入れ、**壁と背中の間に手の平がちょうど1枚分挟まるぐらいに調節します。**これが基本の姿勢です。

体の筋膜という部分が、クセのある姿勢を記憶しているため、壁立ちの姿勢をとると、初めは少しつらく感じるかもしれません。過去の姿勢の記憶を手放して、新しく正しい姿勢を記憶させていくには、繰り返しがポイントです。朝の記憶は定着しやすいと言われています。朝起きて一息ついた後や、出かける前など毎日3分の練習で習慣化を目指しましょう。

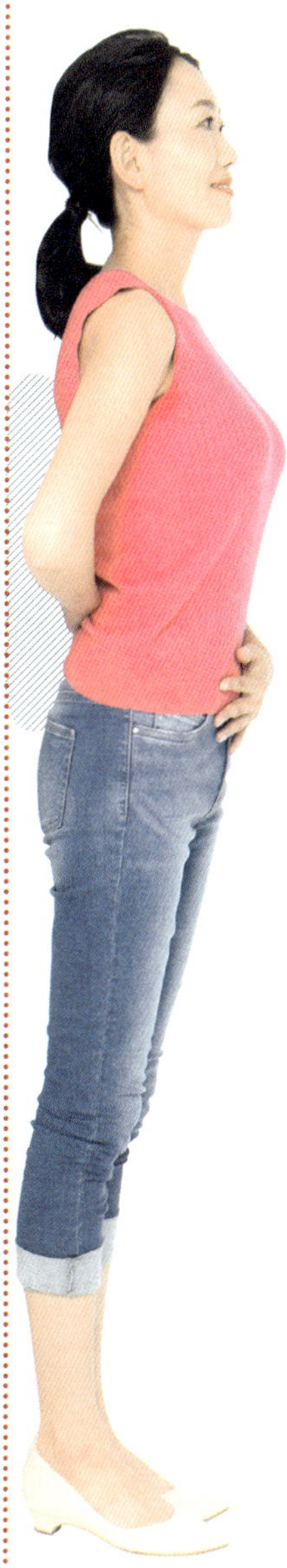

すき間が大きく空いている人は腹筋に力を入れて調節する

髪を結んでいるときなどは後頭部が壁につかず、お顔の位置がずれてしまう場合があります。そんなときは姿勢を整えた後、壁から1歩前に出てお顔の位置を正していきます。一度空を見るようにして頭を上げ、そこからゆっくりあごを引きます。すると、首の骨の上に頭の位置が来るバランスの良い姿勢が完成します。

習慣化するまで3週間が目安です。受講生の中には、壁立ちをたった数日続けただけでお腹周りがスッキリした！　という人も。姿勢を保つために体幹を支える腹筋を使うので、ウエストラインへのうれしい効果も期待できるのです。

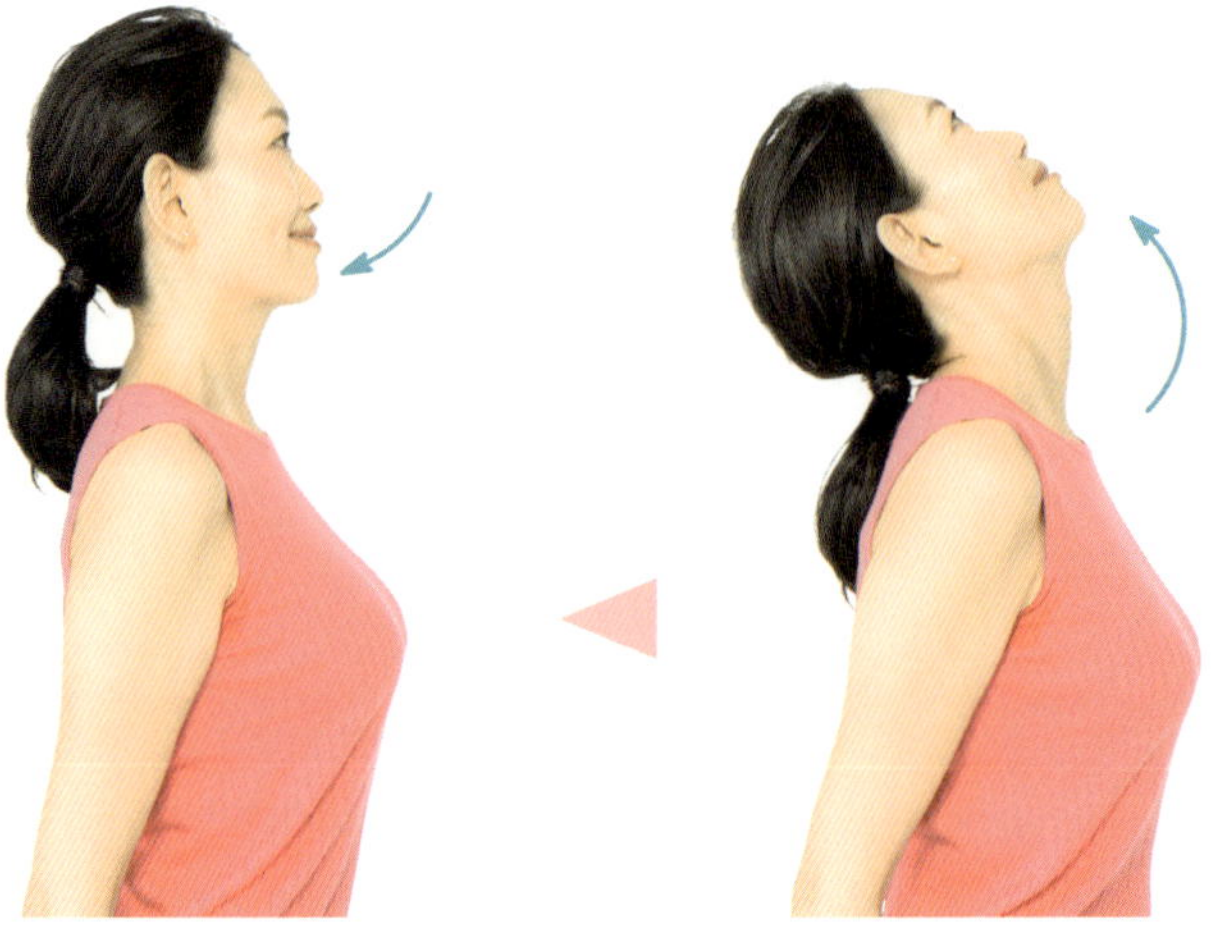

ゆっくりあごを引く　　空を見るようにして頭を上げる

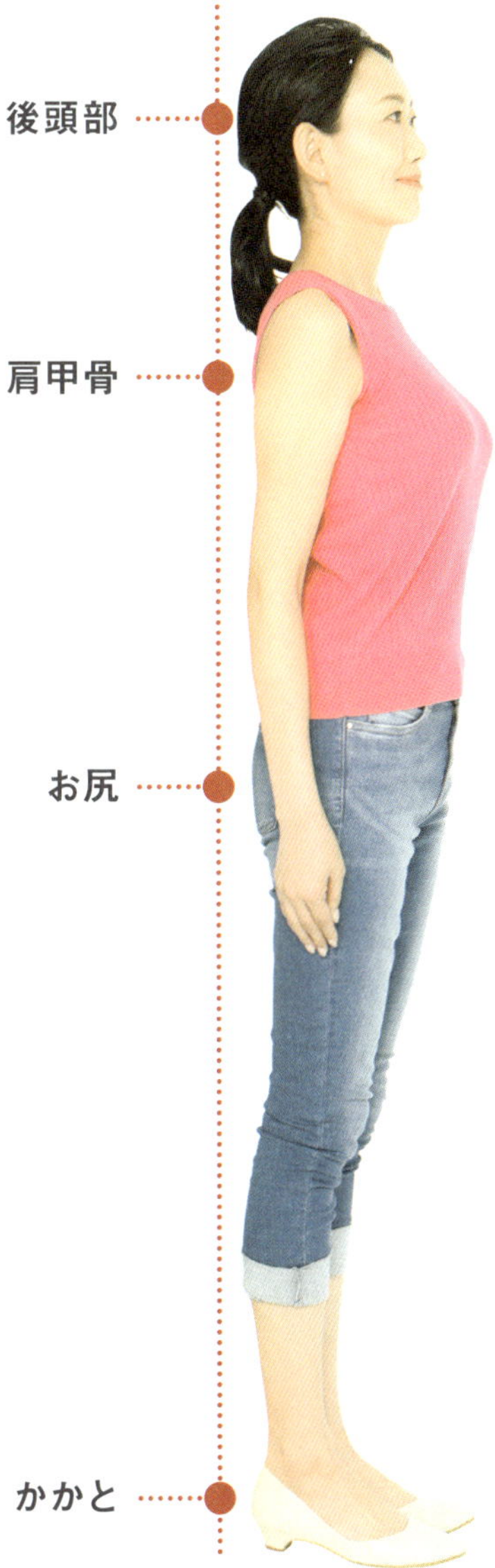

＼レッスン生の声／

壁立ちを毎朝３分続けていたらウエストサイズが４cmダウンしました。
（A・Yさん　42歳）

一瞬でO脚を改善する超簡単な方法

基本の立ち方 ……… 内転筋を意識する

脚のラインのお悩みの1つに、ひざとひざの間が離れてしまうO脚があります。内股さんに多くみられるO脚ですが、写真右のように足の間から向こう側が見えてしまうのは、残念ながら見た目にもあまり美しくありません。改善するコツは立ったときにつま先をぴったりとそろえるのではなく、**つま先を約30度ほど開き、太もも内側の筋肉（内転筋）に力を入れる**ようにすることです。

歩くときにはこの内転筋がとても大事なのですが、加齢により筋力が弱ってきたことや、内股さん特有の外側重心になってしまうことが原因で、ひざがパッカーンと開いたままになってしまう人がいます。このままでは見た目が悪いだけでなく、足の外側のラインに無駄な負荷がかかり、ボディラインを崩しかねません。基本姿勢を保ちながらつま先を少し開き、内転筋を意識して立つこと。その意識を持ったまま歩くことでO脚改善効果も期待できます。本来のバランスの良い美脚を目指していきましょう。

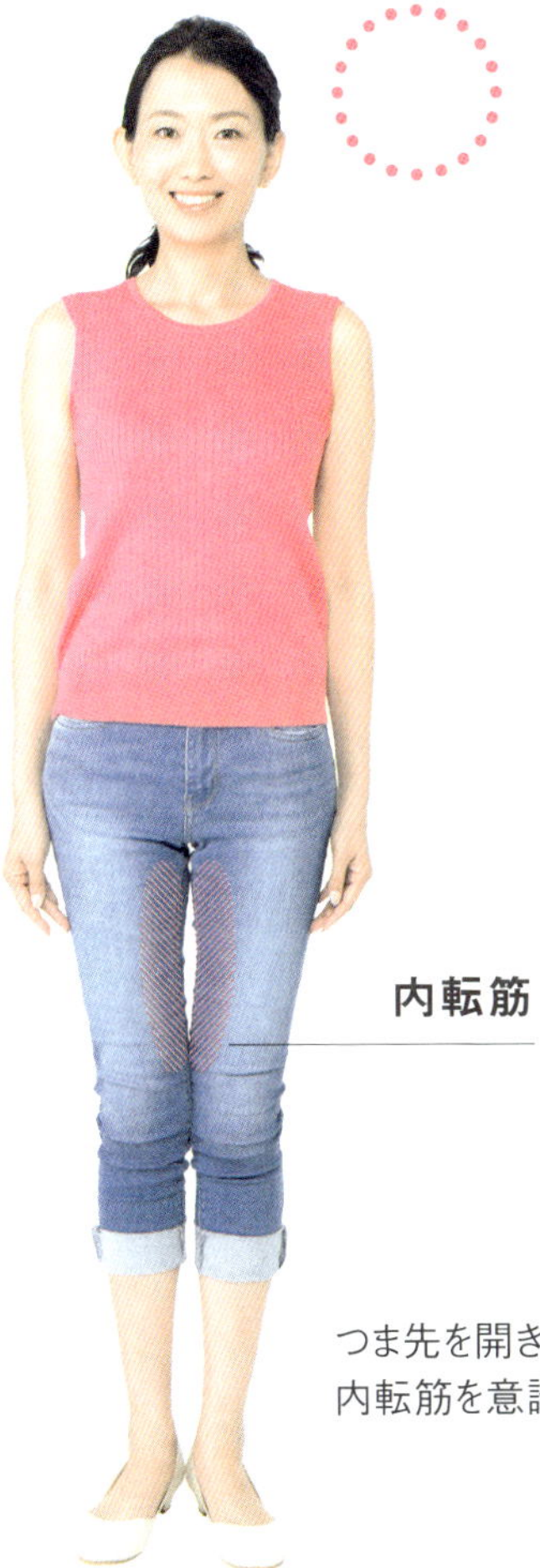

つま先を開き
内転筋を意識する

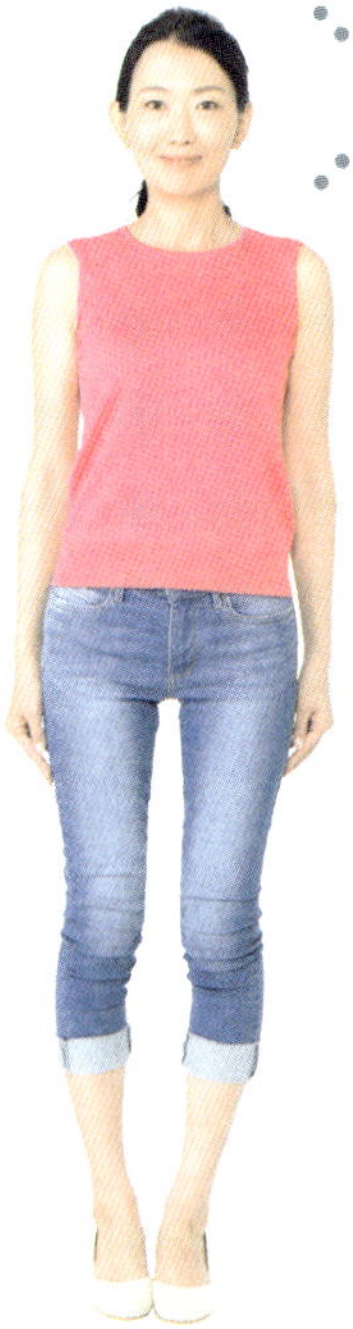

ひざがパッカーンはNG

＼ レッスン生の声 ／

正しい姿勢はとてもつらい……。ということは普段悪い姿勢なのがよく分かりました。
（M・Tさん　30代）

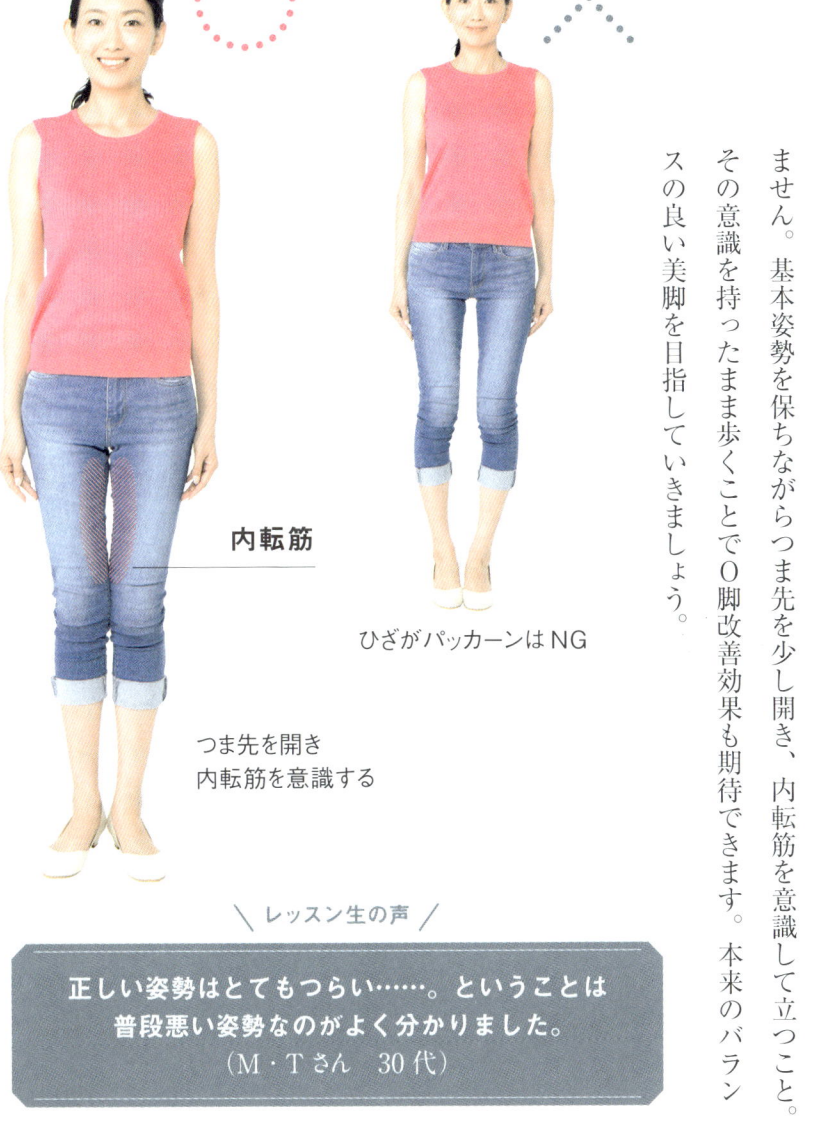

POINT

壁立ちを習慣にして、正しい姿勢を確認する

足の間から向こう側が見えないように内転筋を意識して立つ

つま先の角度は30度に開く

Chapter 3

すぐできる！美しく見える歩き方

幅10センチのライン上を歩く

美しく見える歩き方 ……… **ラインウォーク**

街行く人を見ていると、左右にゆらゆら揺れたり、右方向に寄って行ったり、無意識に不安定でバランスの悪い歩き方になってしまっている方がたくさんいます。これを改善してくれるのがラインウォークです。歩くときはラインを意識して歩いてみましょう。

体の中心にあるおへそから、進行方向に向かって幅10センチほどのラインをイメージし、その上を歩いていきます。基本姿勢をキープしながら体の中心でバランスを取り、**前から見たときに後ろ足のかかとが隠れるように**、一歩一歩丁寧に足を置いていきます。踏み出した足が着地した時に、**おへそ、すね、土踏まずまでが一直線に並ぶようにする**のがポイントです。

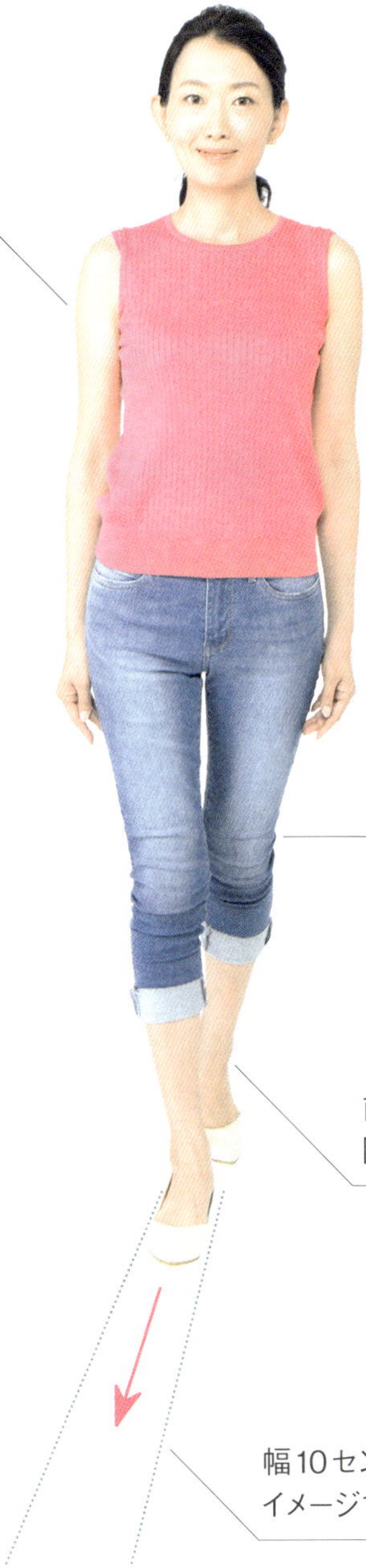

基本姿勢を整えてから
歩き出す

一歩一歩丁寧に
歩くことを意識する

前から見た時に後ろのかかとが
隠れるように足を置く

幅10センチのラインを
イメージする

道路にある白線や、タイルのラインなどを利用して練習してみましょう。ハイヒールを履いているときは重心位置がつま先側に移るので、これより少しだけ内側に足を置くように意識できると、とっても歩きやすくなります。

＼ レッスン生の声 ／

1本の線の上を歩くのは
モデルの真似みたいでなんだか
恥ずかしかったのですが、
前にスイスイ歩けるので、
今までよりとってもラクです
（T・Aさん　47歳）

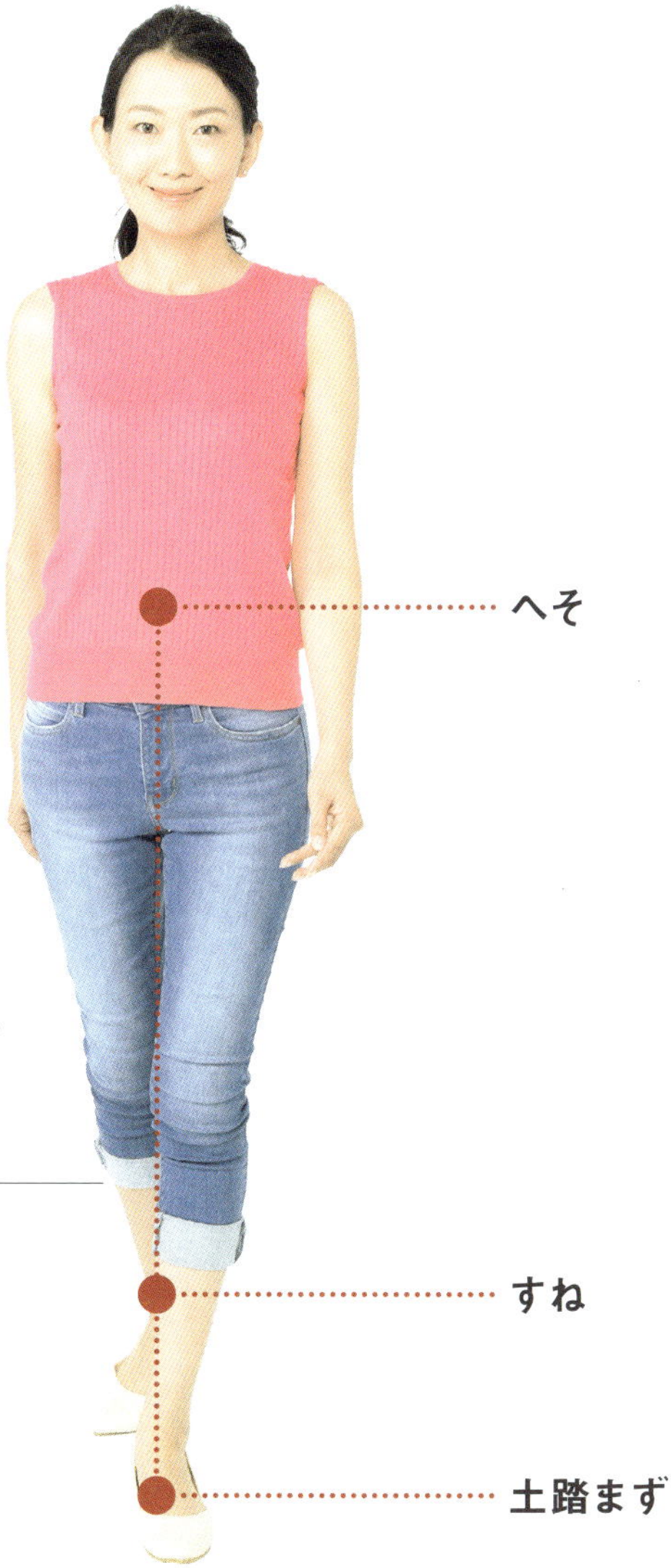

へそ、すね、土踏まずが
一直線になることで横揺れ
せず、効率的に歩けます

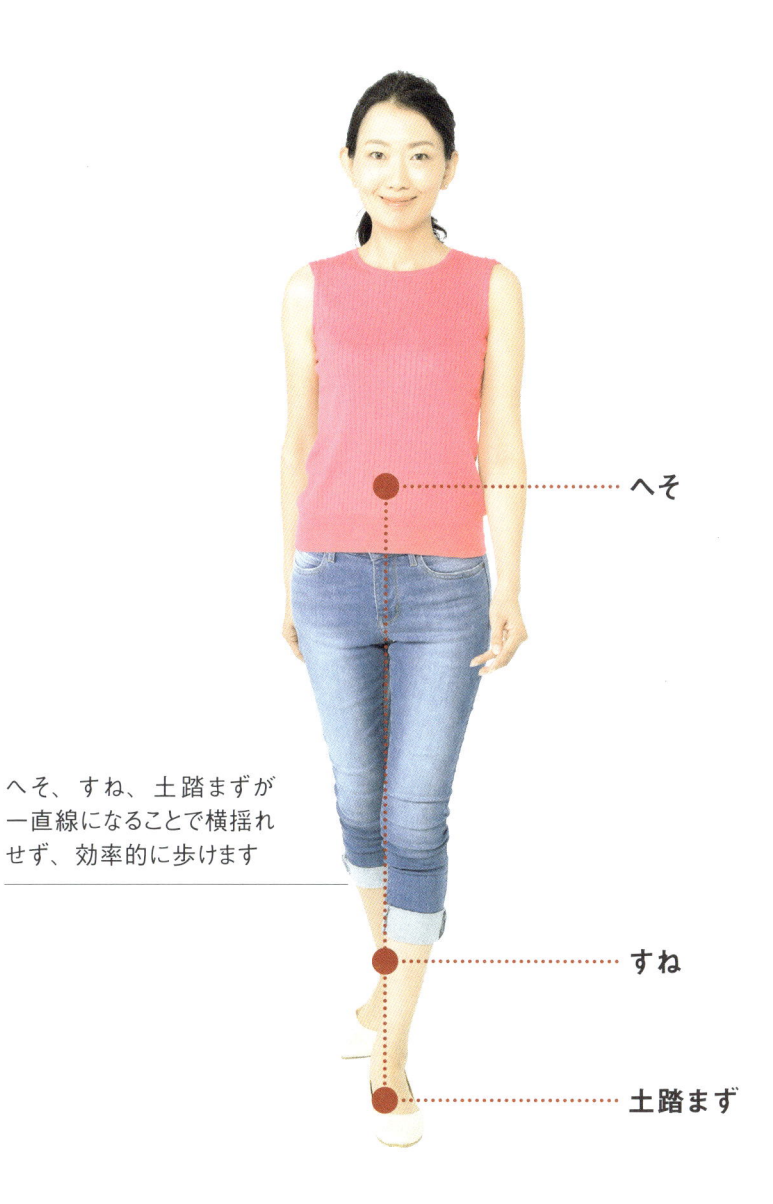

Column 02

つま先を外側にして着地するメリット

新潟医療福祉大学大学院
医療福祉学研究科教授　阿部薫

静止立位、つまり普通に立っているときに、両足で作られる面積を支持基底面と言います。人は支持基底面の中に重心があれば、倒れないで立っていることができます。例えば、足が弱ってしまったお年寄りが杖《つえ》を使うと、イラストのように支持基底面が広がり、安定して立つことができます。逆にハイヒールを履いているときは、かかとに荷重することができないのでイラストのように支持基底面が狭くなります。だからバランスを崩しやすくなるのです。

歩くときも、支持基底面をいかに広くとるかということが、安定した歩行につながります。ポイントは着地したときのつま先の向きです。イラストのように、内向き－真っ直ぐ－外向きの順番で支持基底面を広くとることができます。美しさの面だけではなく、歩行の安定性という面から見てもつま先を外に向けて着地する方が理にかなっていると言えます。ハイヒールを履いているときは特に支持基底面が狭くなりやすいので、外向き着地で安定性を確保したほうがよいでしょう。

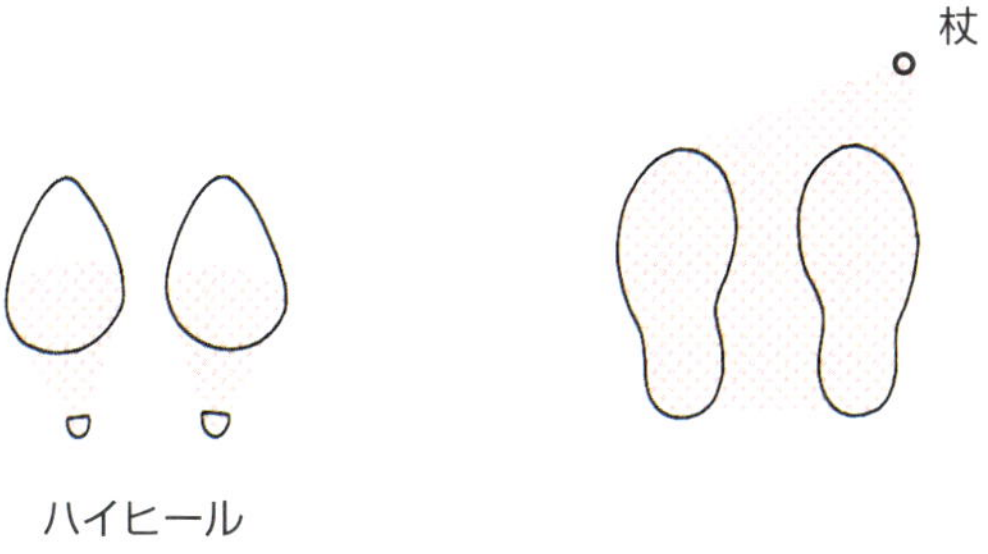
杖
ハイヒール

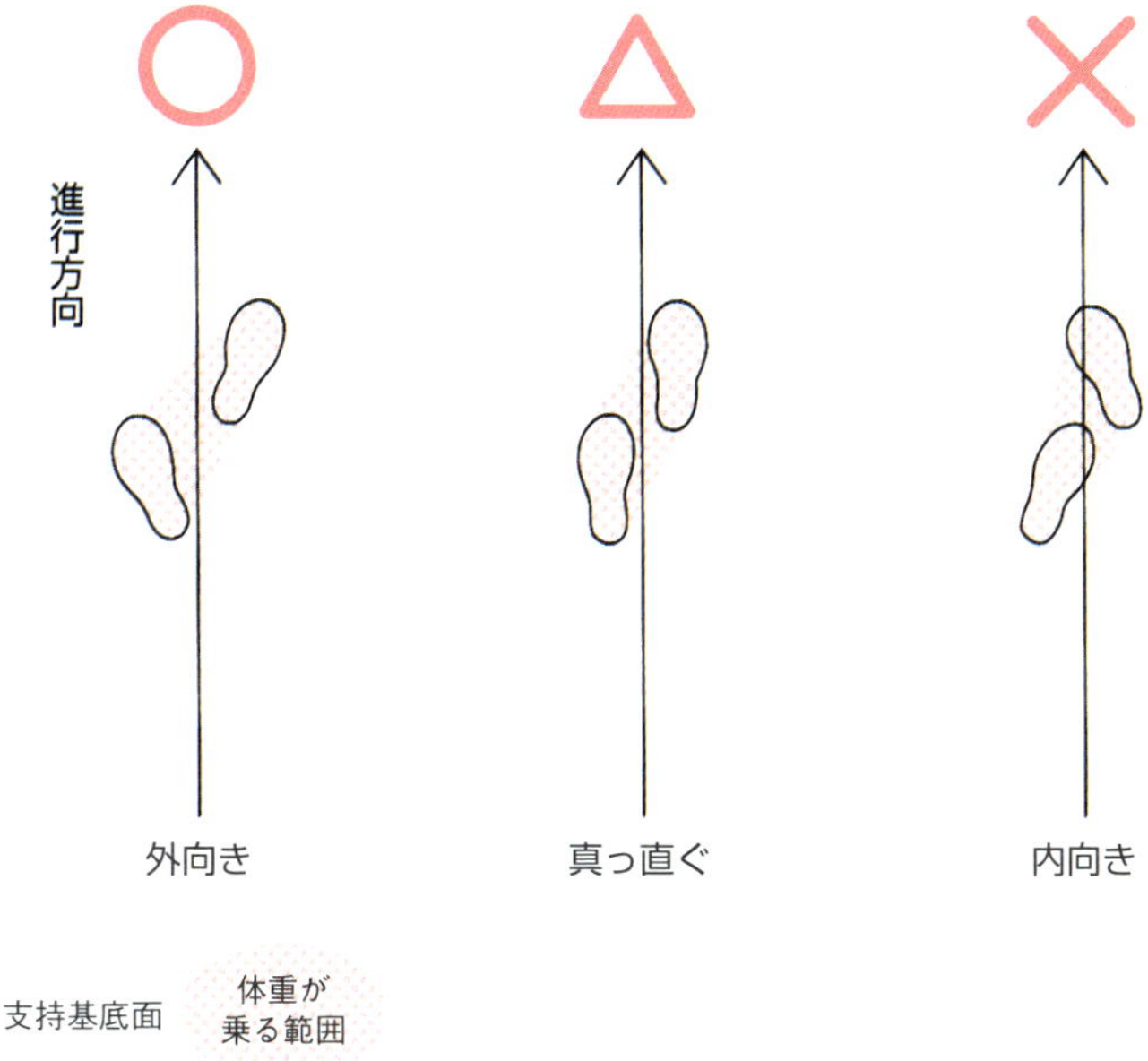
進行方向
外向き
真っ直ぐ
内向き
支持基底面
体重が
乗る範囲

足の間の景色を見せない

美しく見える歩き方 …………… エレガントウォーキング

女性の骨格だからこそできる足の動きを紹介します。いつもよりおしゃれをして、ハイヒールで上品かつ優雅に歩きたい日におすすめのテクニックです。ショーモデルがエレガントにウォーキングするときも、このテクニックを使っています。前にも触れましたが、足の間から向こう側が見えている状態は女性にとっては美しくありません。正面から見たときに、ひざの向こう側が見える瞬間がないように意識しながら歩いてみてください。

後ろ足を踏み出したら、①ひざとひざを引き寄せます②ひざとひざが触れ合ったらひざを外側に切り返します③つま先をゆっくり外側に向けて丁寧に着地します—。ひざとひざが離れた状態で外側から足を振り出して着地するので

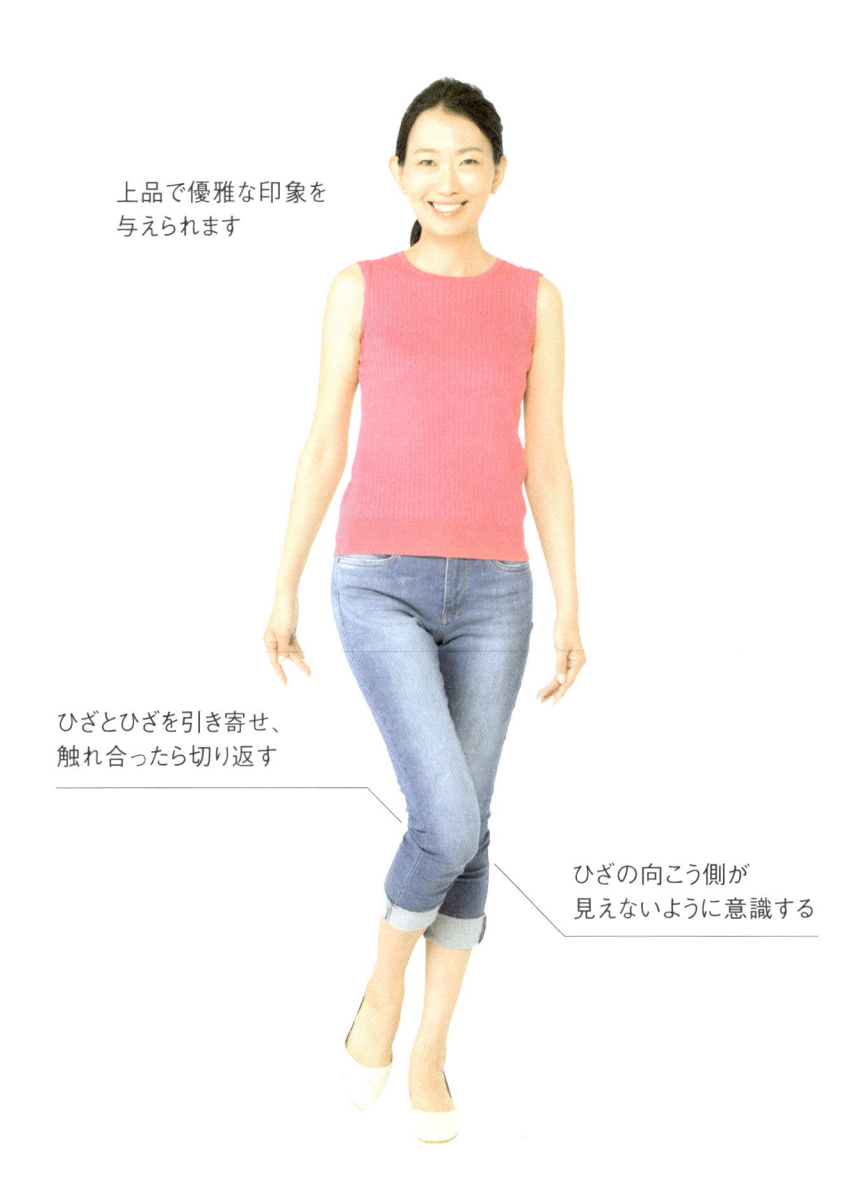

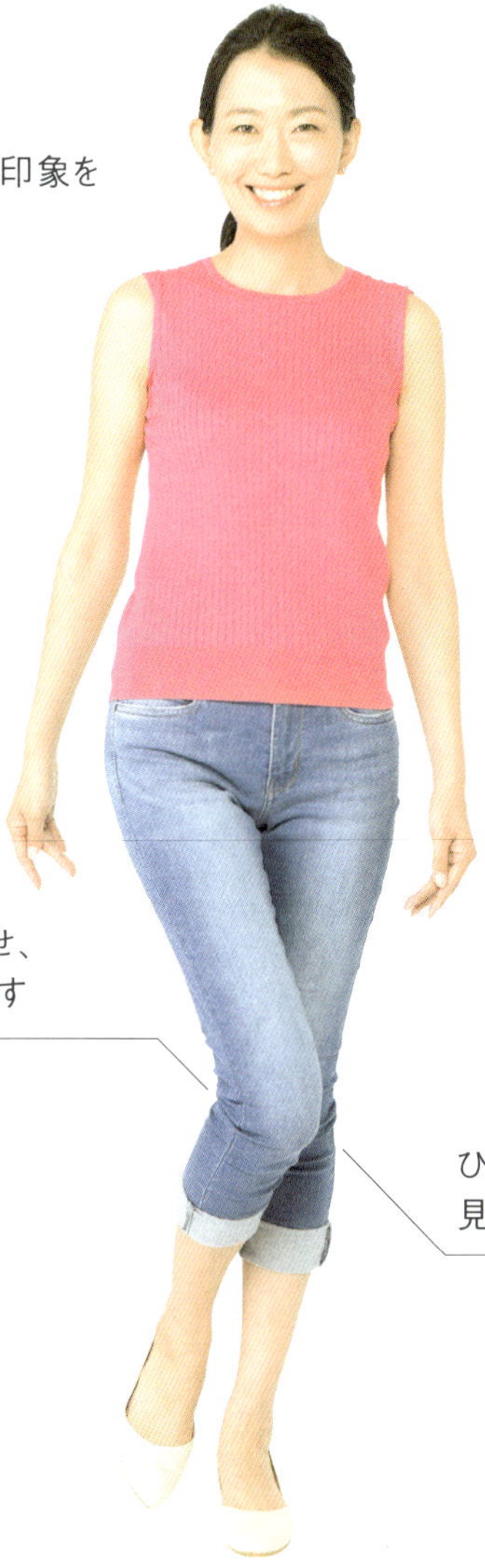
上品で優雅な印象を
与えられます
ひざとひざを引き寄せ、
触れ合ったら切り返す
ひざの向こう側が
見えないように意識する

はなく、ひざとひざを引き寄せ、触れ合ってから、ターンアウトさせるように膝とつま先を内側から外へ切り返します。**「引き寄せて外へ」「引き寄せて外へ」**と心の中で唱えながら歩いてみてください。

＼ レッスン生の声 ／

歩き方を習って、
夫に見せたらすごくほめられました。
もっと早く、結婚式の前に
習いたかったです
（みゆきさん　38歳）

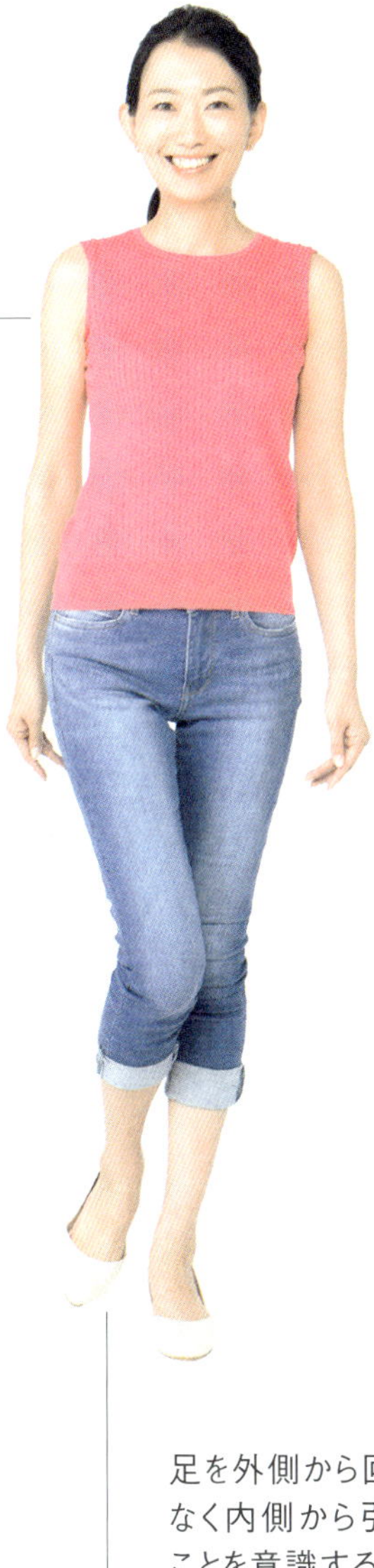

「引き寄せて外へ」と
意識しながら歩いてください

足を外側から回すのではなく内側から引き寄せることを意識する

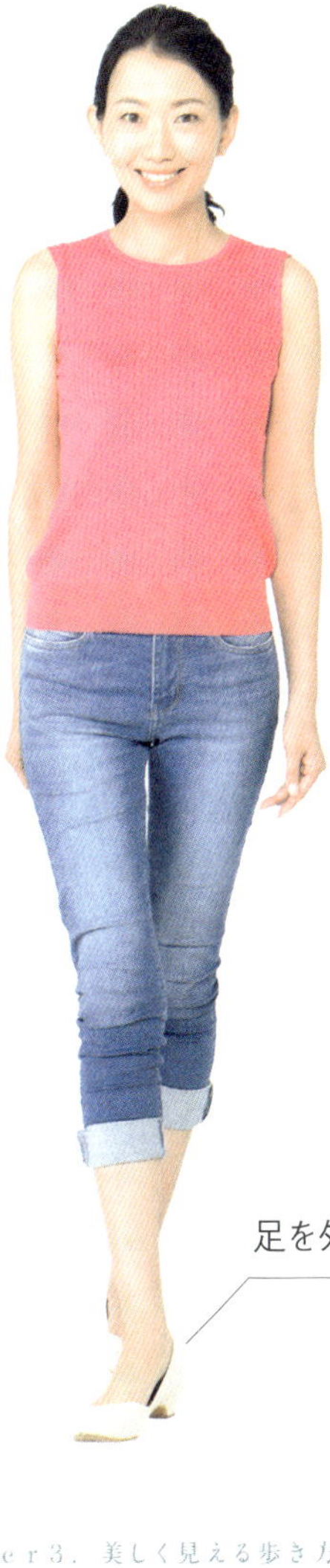

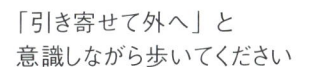

足を外側に向けて着地

歩くときに大事なのは後ろ足！

美しく見える歩き方

踏み出すのではなく、押し出す

さあ、歩こうと思ったとき、どこから動き始めますか？　利き足を地面から浮かせ、上に振り上げてしまう人が多いのではないでしょうか。正しい歩き方を実践するときに大事なのは、**前に出す足ではなく、後ろの方の足**なのです。「1歩を踏み出す」という言い方をするように、右足から1歩前へ歩くなら、左足で踏み出す力、蹴りだす力で体を前に進めます。前足を意識して大きく足を振り上げてしまうと、その反動で重心が傾き、バランスを崩しやすくなります。また、ひざが曲がり、姿勢が前傾していると足をずるずる引きずるような歩き方になります。これもNGな動きです。

1歩踏みだすときは、後ろ足の足首、足部をしっかり使い、**かかとからつま**

足を振り上げるようにして
歩くと、バランスを崩しや
すくなる

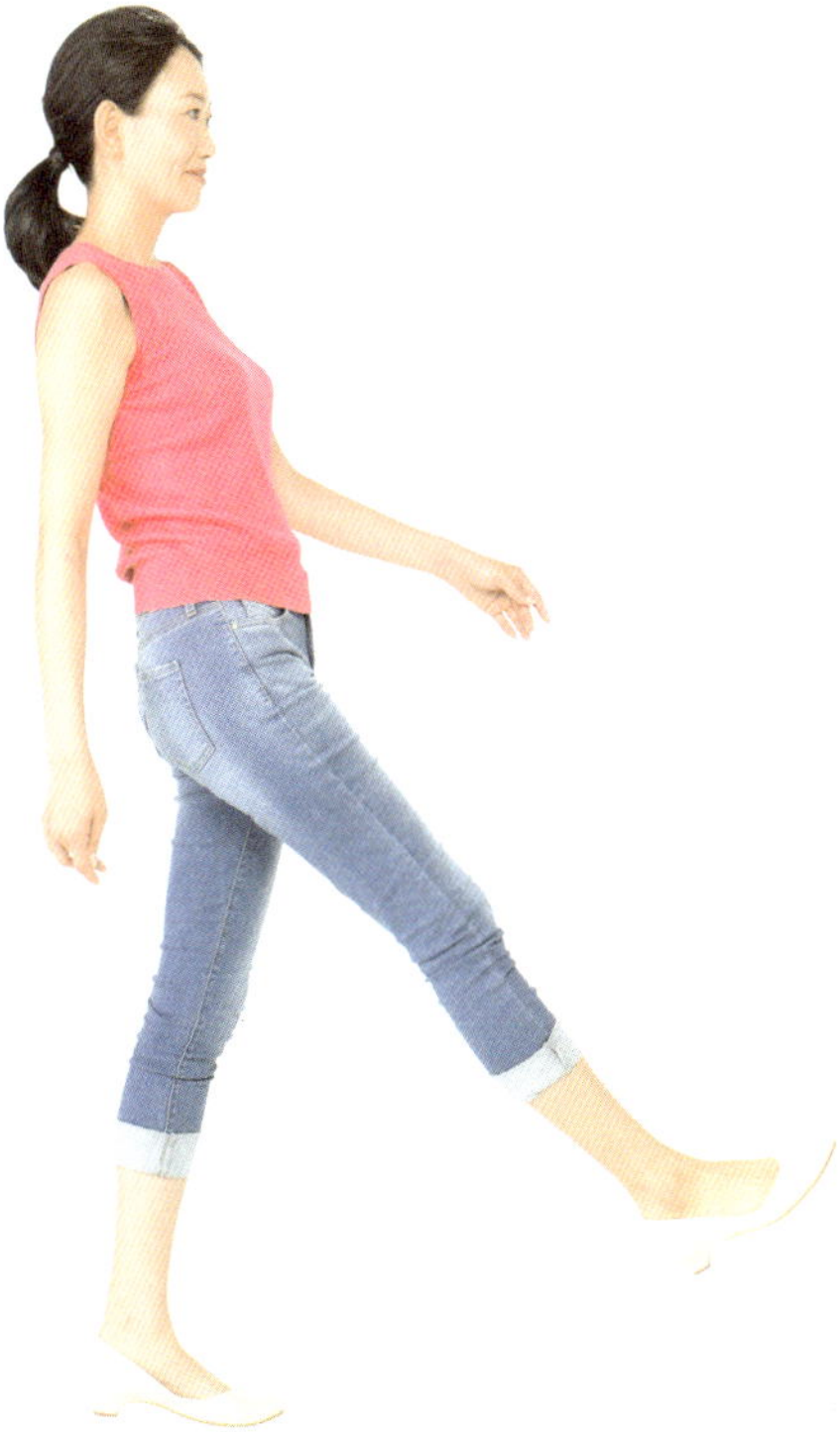

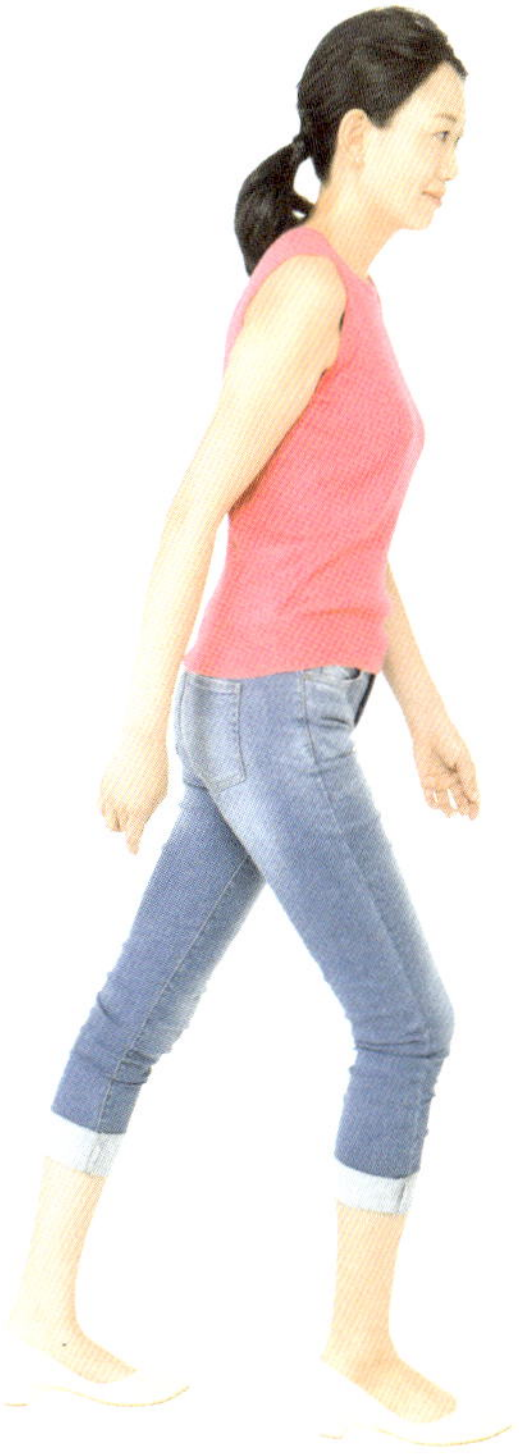

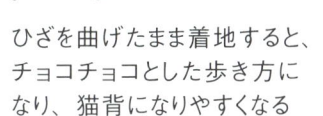

ひざを曲げたまま着地すると、
チョコチョコとした歩き方に
なり、猫背になりやすくなる

先に体重を滑らかに移動させながら蹴りだすイメージで歩くように意識することと、蹴りだした後ろ足をしっかり伸ばすことを意識します。

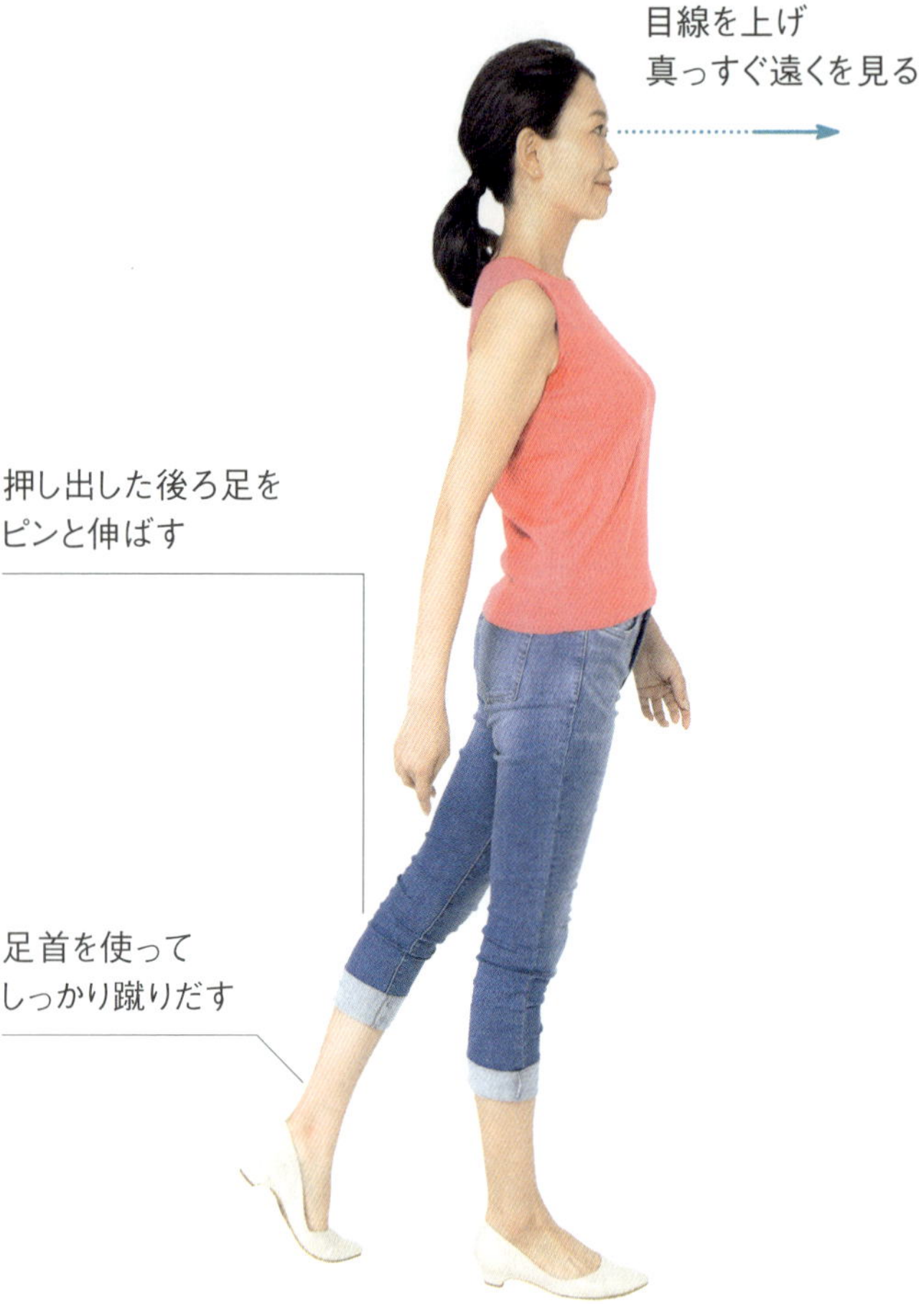
目線を上げ
真っすぐ遠くを見る
押し出した後ろ足を
ピンと伸ばす
足首を使って
しっかり蹴りだす

＼ レッスン生の声 ／

今まで正しいと思っていた歩き方がまったく逆だったことがわかり、ビックリでした。
（N・Aさん　40代）

理想の歩幅の測り方

美しく見える歩き方 ――― 最適な歩幅

歩く時の歩幅は広すぎず、狭すぎず、重心移動のしやすい広さが良いと私は考えています。**つま先からもう片方のつま先までの距離が身長×０・４倍になることが通常歩行の目安ですが、美しく見える歩き方の場合はおよそ肩幅ぐらいと覚えておくといいでしょう。**初めのうちはバランスよく歩く練習として、いつもより少し狭い歩幅で歩き始め、足部の蹴りだしがスムーズにできるようになったら、少しずつ歩幅を広げていきます。ハイヒールを履くときはヒールの高さ分、足首の可動域が狭くなり、蹴りだしの力が弱くなるので、少し狭い歩幅で歩くとバランスがとりやすくなります。

足を肩幅に広げる

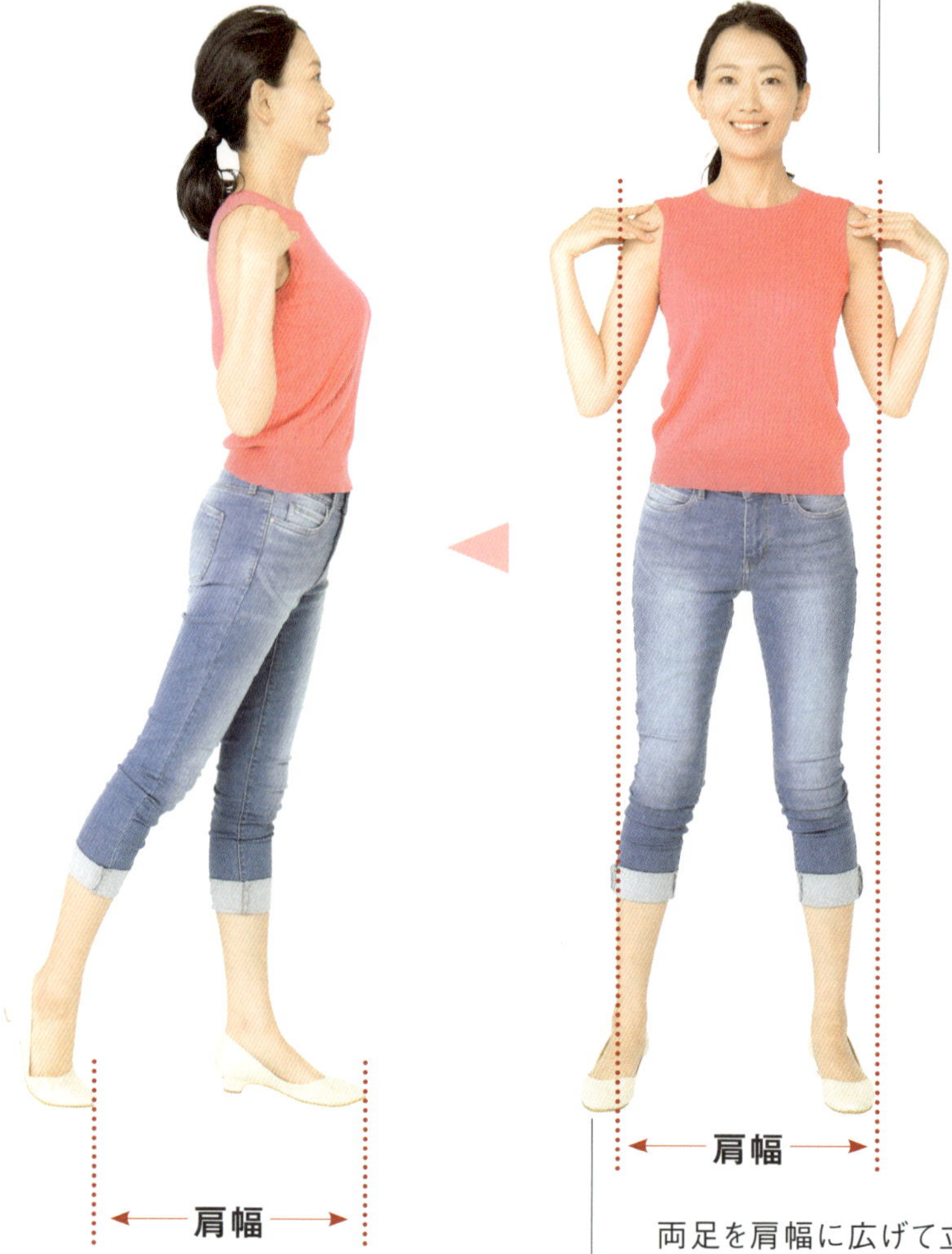

両足を肩幅に広げて立ち、
そのまま横を向いた歩幅
が理想に近い

美しく見えるための最適な速度、リズムとは？

美しく見える歩き方……リズムウォーク

運動のための歩行は1秒に2歩の速度で歩くのが理想的とされていますが、美しく、優雅に歩きたいときはいつもよりゆっくり歩きましょう。**目安としては、1秒に1歩。**本屋さんで本を選ぶときやウィンドウショッピングしながら歩いているときをイメージするといいでしょう。また、一定のリズムで歩くことも大事です。人は他人の動きを見るとき、無意識にリズムを刻んでいるので、リズムが崩れると、違和感を持ちます（街中で急に不規則な動きをする人を見るとびくっとするのはそのためです）。逆に、リズムよく歩いている人を見ると心地よく感じます。実は、ランウェイを歩くモデルさんもみな心の中で「トントントントン」とリズムを刻みながら歩いているのです。だからキレイに見えるのです。いつも急いで歩くことがクセになっている人は、休日でも急いで歩いて、せわしない、落ち着きのない印象を与えてしまうことがあります。これではもったいないですよね。エレガントに見せたいときほど、ゆっくり、一定のリズムで歩くことを意識してみてください。

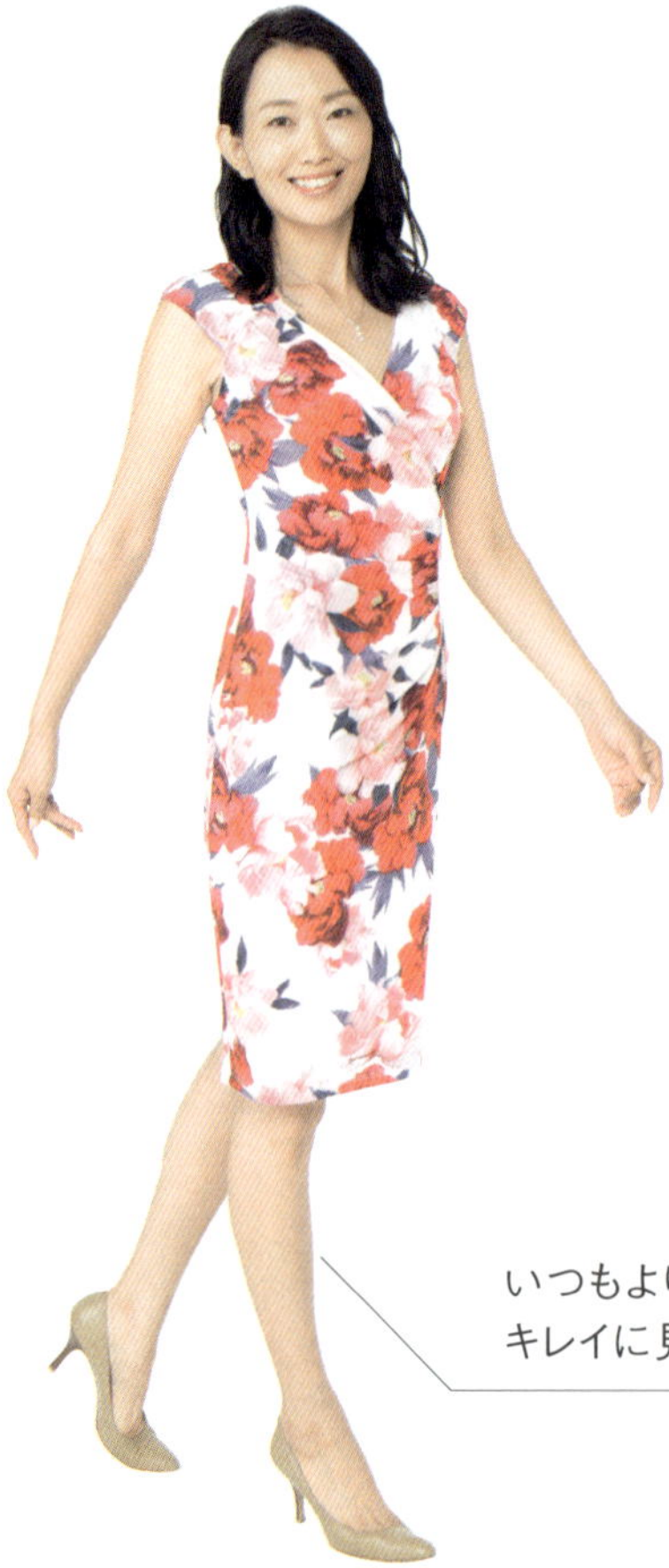

いつもよりゆっくり歩くと
キレイに見えます

美しく見える腕の振り方

美しく見える歩き方……腕は後ろに引く

腕の振り方はクセの出やすい部分です。利き手だけ大きく振れてしまったり、前に振り出しすぎてまるで運動会の行進のように子どもっぽく見えてしまったり。特に、上半身は印象を大きくコントロールする部分でもあるため、腕の振り方を変えるだけで、自分の印象を美しく演出することができます。腕を振るときに意識するポイントは、**前に振り出すのではなく、後ろに引くこと**です。このときも基本姿勢をキープしながら行います。二の腕とひじを後ろに引くことで、肩甲骨回りが連動して動くので、凝り固まった肩回りもスッキリしてきます。そして、後ろに引いた腕が体の中心に戻って来たら、ひじから先をおへそのあたりまで自然に振り上げます。**ひじを支点に前腕を振り子のように動か**

すイメージを持ってみてください。また、後ろから見たときに腕が体から離れていると、実際の自分の体より横幅が大きく見えて美しくありません。腕は体から離れすぎないように、また、二の腕を後ろに引くときは内側へ、と意識するだけで、３６０度どこから見てもすっきりキレイな歩き方を身につけることができます。

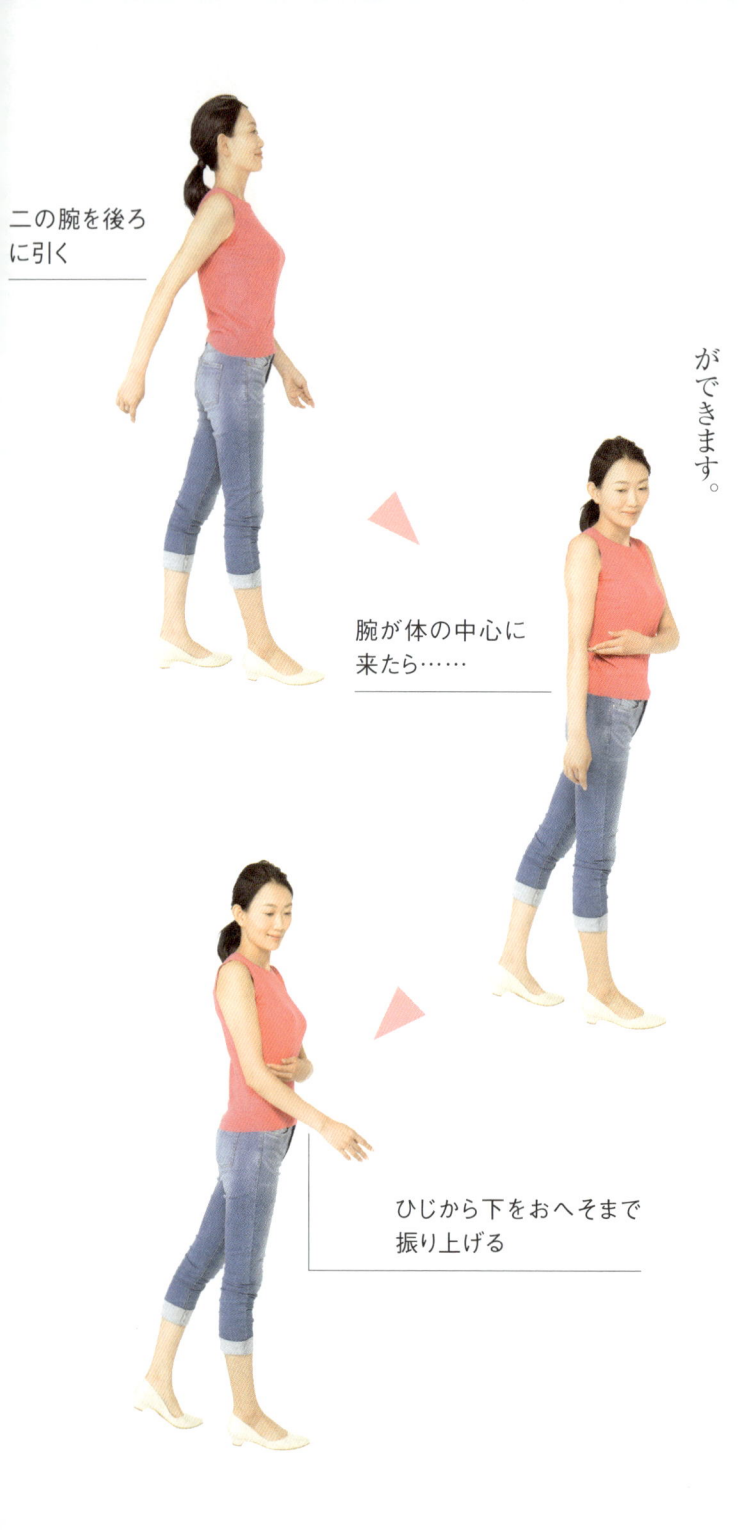

二の腕を後ろに引く

腕が体の中心に来たら……

ひじから下をおへそまで振り上げる

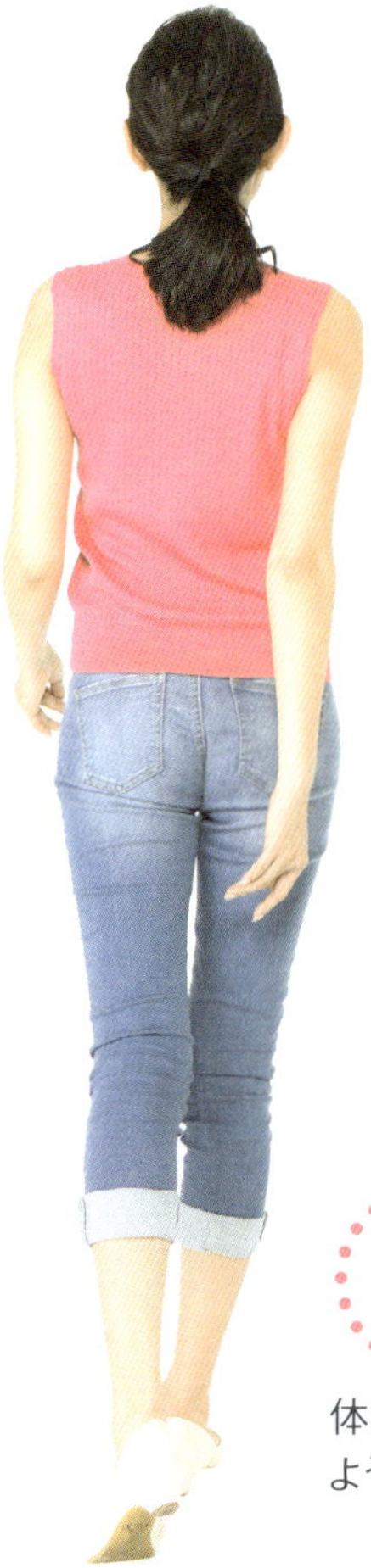

体の内側にひじを引く
ように意識する

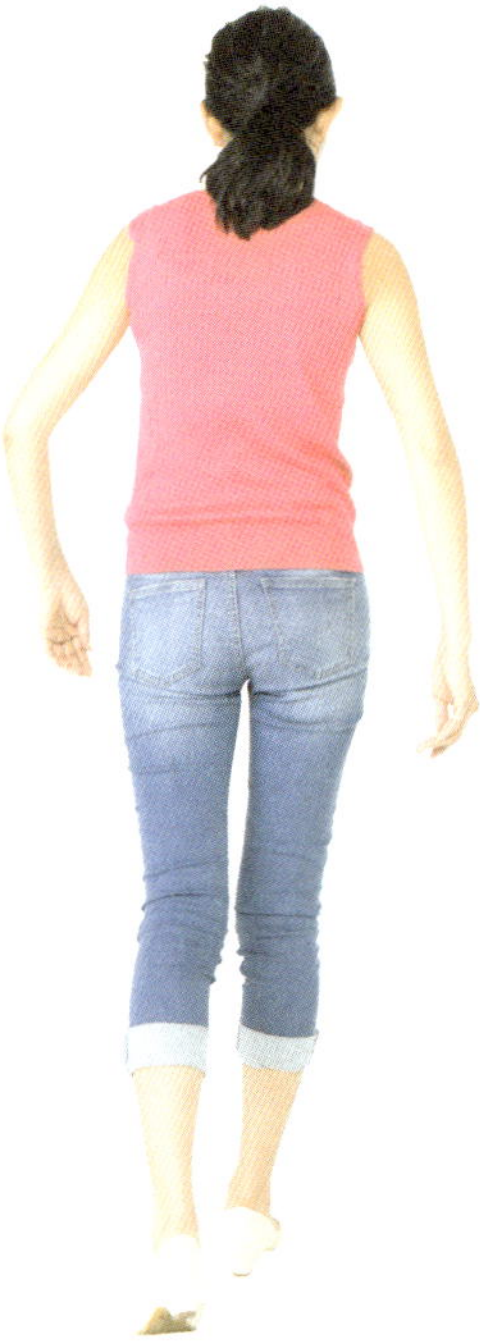

腕が体から離れると
体が大きく見える

＼ レッスン生の声 ／

産後、どのように歩いていいかがわからなくなっていました。
基本に戻って正しい歩き方をしていきたいと思います。
（E・Aさん　40代）

足首を使った「スイング歩行」をマスターする

美しく見える歩き方 ……………… **美人は足首で歩く**

私たちの歩行を支える足には**脚部**と**足部**があります。ウォーキング、というと、脚部（太ももなど）を前に振り上げて、頑張って歩こうとする人が多いのですが、歩行で大事なのは足部です。足部は着地から、次の一歩を踏み出すまでに必要な動きが行われているとても重要な部分です。足部、つまり、**足首から下のかかと、土踏まず、つま先まで**が滑らかにスイングするように重心移動をすることで、美しい歩き方を叶えることができます。

驚かれるかもしれませんが、**私たちが歩いている時間のうち、両足が地面についている瞬間はたったの2割。8割は、全体重を片足で支えています。**数十キロある体重をたった1つの足、足長21～25㎝程度の面積で支え、交互に1歩ずつ重心を移動させていくのですから大変です！　グラグラ不安定に歩いてしまうと、足部から脚部、そして全身へ余計な負荷がかかりますし、美しく見えません。筋負荷が少なく、効率のいい「スイング歩行」をぜひマスターしてください。スイング歩行は①**かかとからなめらかに着地したら**②**足首の力を使ってつま先に体重を移動し、**③**足指を使って押し出す**――。この3段階からなります。このとき、**足首を下に向ける力**（底屈力と言います）を意識します。

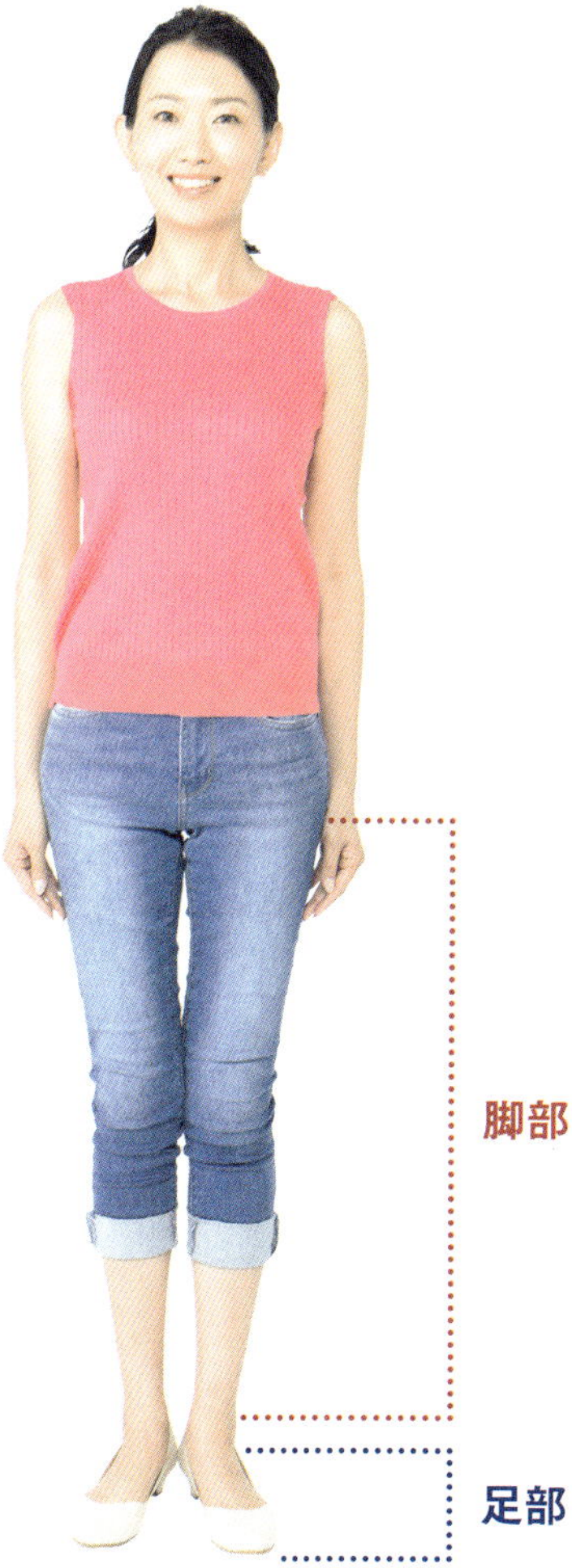

現代の生活では、足首の動きが必要なシーンが極端に少なくなりました。そのため、ほとんどの人が足部の運動不足を抱えています。最近では足首が硬いせいで足部の機能を上手く使えず、バタバタ、ベタベタ着地しながら歩く人が増えています。足首をしっかり使ってスイング歩行をすると、最初のうちはふくらはぎが張ったり少し疲れを感じたりすることもあるかもしれません。でも大丈夫。**足部の運動不足が解消されると柔軟性もアップ**し、より自然にスイングできるようになります。

壁に手をつき、足首を上下させてふくらはぎを鍛えるレッスンも有効です。1日10回×3セットを目安にしてください。足首の曲げ伸ばしは血流を促進するので、むくみ予防にもなると言われています。

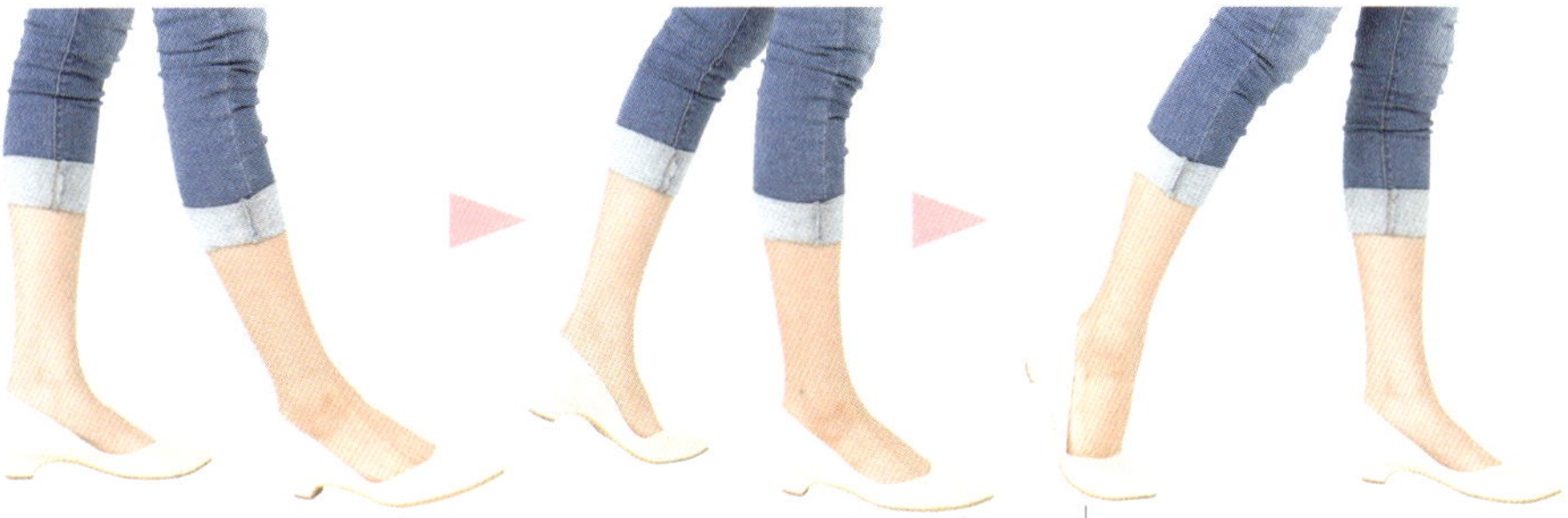

かかとから
着地し……

つま先に体重を
移動させ

つま先全体を使って
蹴り出す

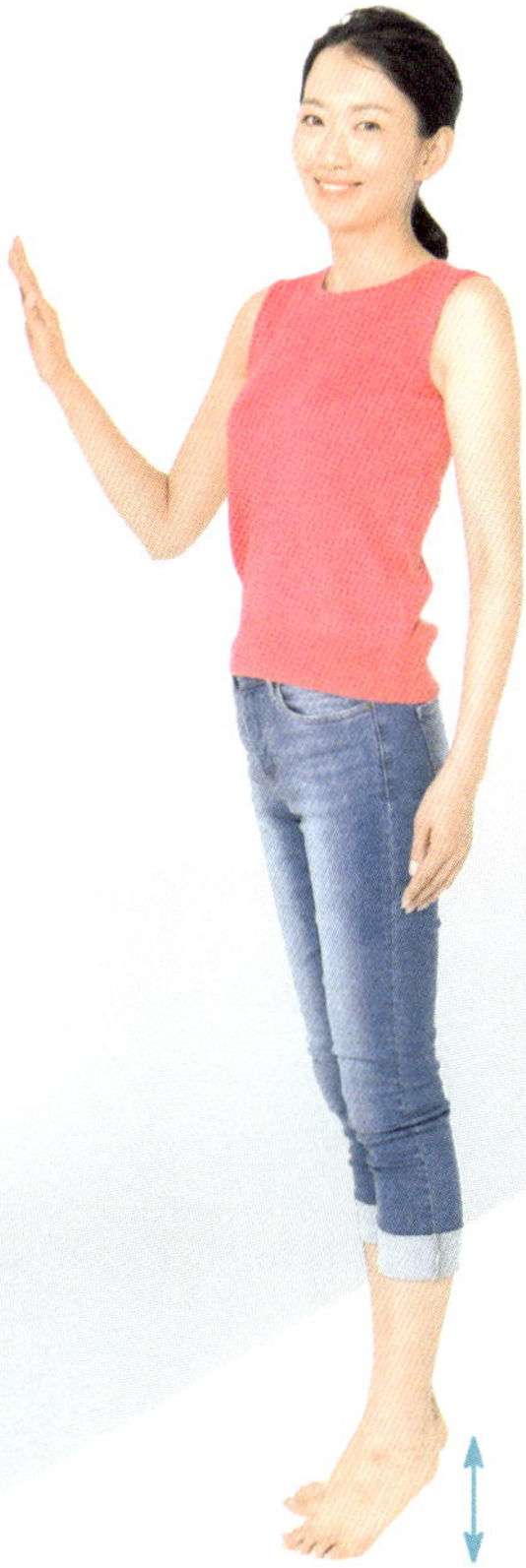

壁に手をついて
足首を上下させる

Column 03

スイング歩行がひざ、腰の負担を軽減する

新潟医療福祉大学大学院
医療福祉学研究科教授　阿部薫

歩行時に足が着地するときの衝撃は相当なもので、足首、ひざ、腰、股関節、背骨を通じて脳にまで達することもあります。海外の軍隊がガンガンとかかとを打ち付けるように歩く姿を見たことがある人もいると思いますが、ああいった「軍隊歩き」で脳振とうを起こす兵隊さんもいるそうです。

着地時の衝撃を吸収する仕組みは以下のようなものです。理想的な歩行では、かかとから着地した際、ひざは真っ直ぐですが、すぐに曲がっていきます。そうすると、太ももの前の大腿四頭筋と、ふくらはぎの下腿三頭筋という筋肉のバネが働き、ショックアブソーバーのような役割を果たします。次に足裏が全部地面に着いたとき、ひざは20度ぐらい曲がっているのが好ましいです。0度に近い角度、つまり真っ直ぐに伸びた状態になると、筋肉のバネが働かず、衝撃を吸収できないからです。そして体が足の真上にきて、かかとが離れ、足指で地面を蹴る段階になってはじめて、ひざがピンと伸びた状態になるのが原則です。

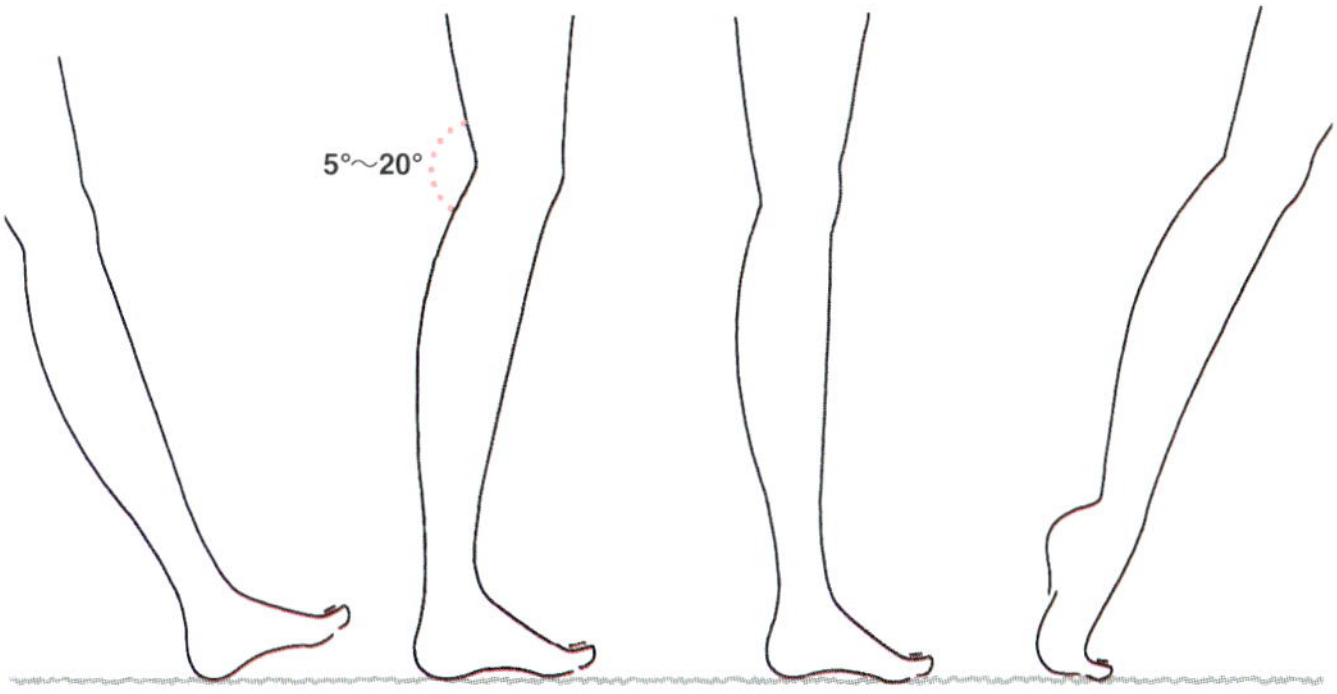
かかとが
接地する
足底が
接地する
体が足の
真上に来る
かかとが
離れる

人間の体の仕組みとして、「当該関節はその上位関節を制御する」というものがあります。足首はひざを、ひざは股関節を制御するということです。足首を滑らかに動かして歩くことは、ひざを守ることにつながります。ひざが痛いとか悪いといった問題を抱えている人は、ひざを動かそうとするのではなく（ひざに気を付けると、股関節の運動になります）、まず足首がきちんと使えているかをチェックしてみるといいでしょう。

ハイヒールでも疲れない歩き方

美しく見える歩き方　小さくゆっくり、がコツ

女性なら誰もが憧れるハイヒール。ですが、足が痛くなったり、疲れやすかったりとトラブルを起こしがちな靴でもあります。とはいえ、スカートやワンピースにはもちろん、パンツスタイルでも一気に女性らしさをアップさせることのできる魔法のアイテム。だからこそ、優雅に美しく履きこなしたいですよね。

ハイヒールで歩くコツは2つです。**①歩幅は小さく！**　ハイヒールを履くと蹴りだしの力が弱くなるので、かかとの低いスニーカーやペタンコ靴を履いているときよりも歩幅を小さくする必要があります。**②ゆっくり歩く！**　急いでいるからと走ったりするのはNG。本来ハイヒールは長い距離を歩いたり、走ったり、というシーンのために作られた靴ではありません。移動距離が長い、時

間がない、というときは、ローヒールの靴を履いてバッグにハイヒールを入れて出かけましょう。そして目的地に着く直前に履き替えるのをおススメします。

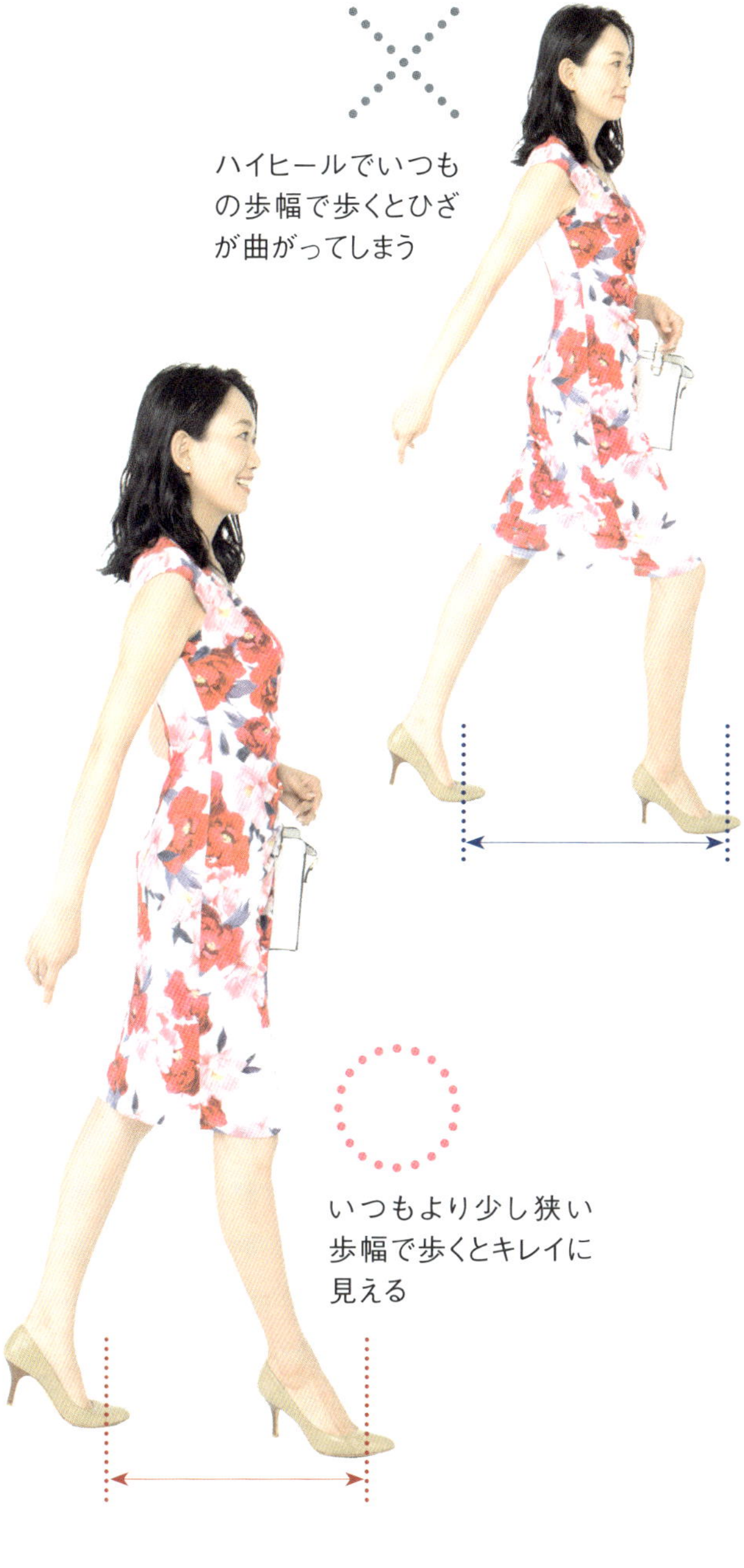
ハイヒールでいつもの歩幅で歩くとひざが曲がってしまう
いつもより少し狭い歩幅で歩くとキレイに見える

Column 04

ハイヒールと歩幅の関係性

新潟医療福祉大学大学院
医療福祉学研究科教授　阿部薫

フラットな靴を履いているときや裸足のときは、ふくらはぎの下腿三頭筋とアキレス腱を使って、足首を下に向ける力（底屈力）を利用して歩くことができます。このとき、足首が可動する範囲は空中でぶらぶらと動かしたとしても、45度がほとんど限界。歩くときは良くても30度ぐらいの可動域になります。

ただ、7㎝ハイヒールを履くと、最初から足首が下がっているので、可動域が狭くなりほとんど底屈力を使うことができません。足首を使えないので、どうしても「ひざ上げ運動」のような歩き方になってしまいがちですし、普通の靴のときと同じように蹴りだそうとしたら、前につんのめるような歩き方になってしまうはずです。

通常の歩行の場合、歩幅の平均値は身長の40パーセントと言われています。ハイヒールで歩く時は地面を蹴りだす力が弱くなっていますので、通常時よりも歩幅は小さくせざるを得ません。

歩行速度は歩幅とケーデンスと呼ばれる歩行率（1分あたりの歩数）で決まります。

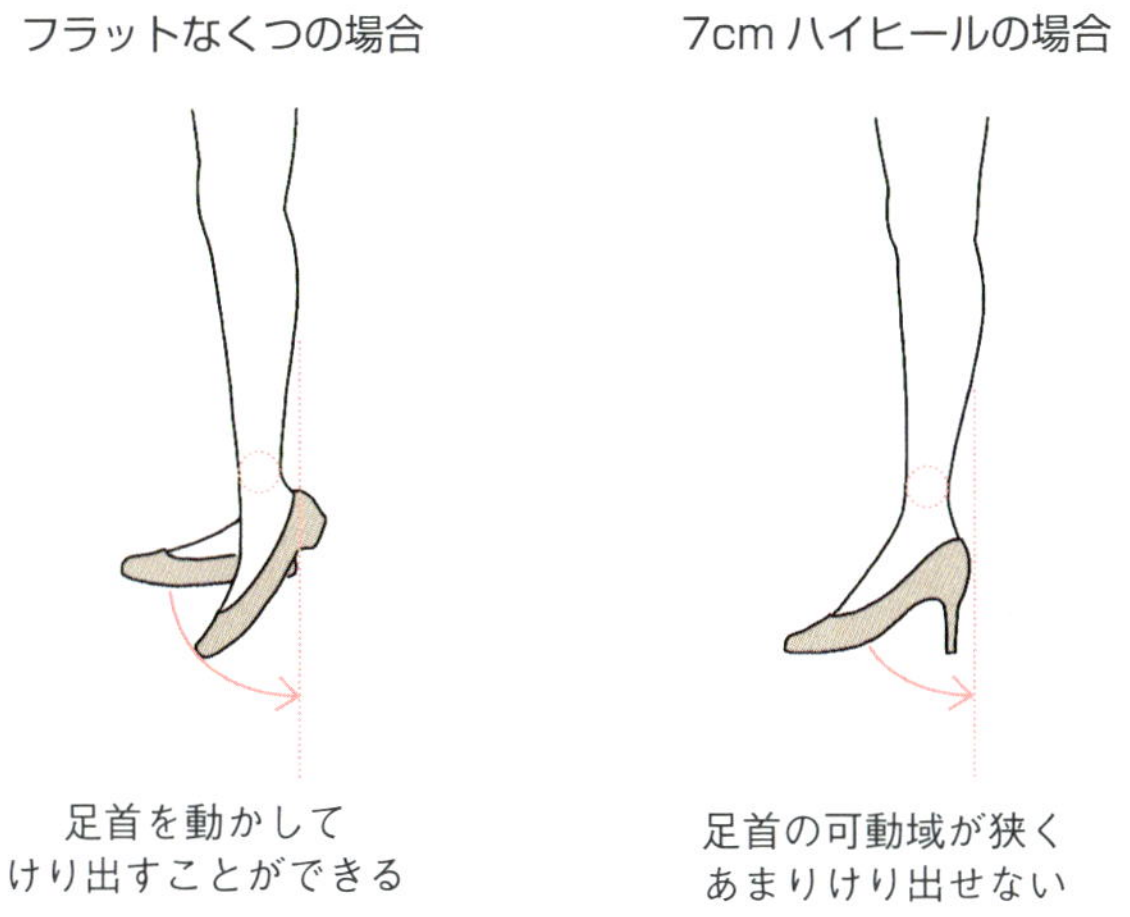

足首を動かして
けり出すことができる
足首の可動域が狭く
あまりけり出せない

もし、ハイヒールを履いているけど急いでいる、というときは、小さな歩幅で、ピッチを速めるのが安全です。

美しく見える所作

歩き方以外にも美しく見られるためのコツが存在します。立ち方、待ち方、書類の持ち方などを紹介します。

立つとき

×

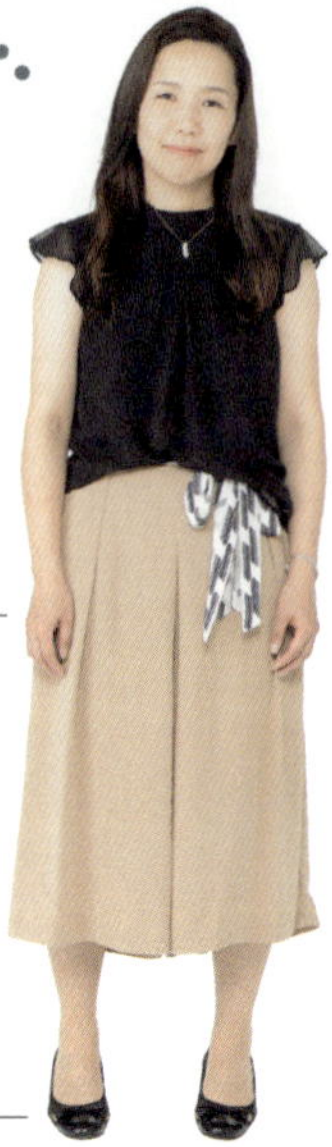

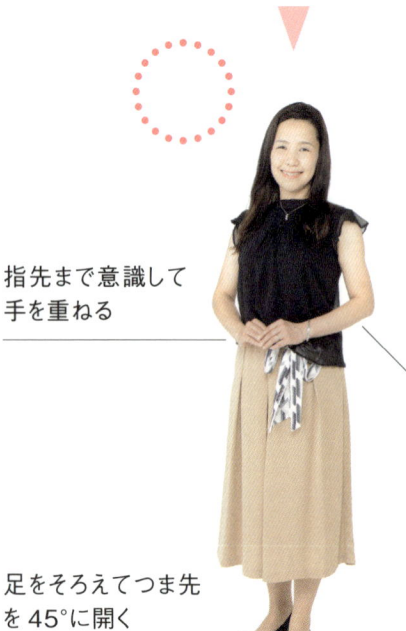

手が前に来ると胴長に見える

つま先が内側を向き、足が開いてだらしなく見える

○

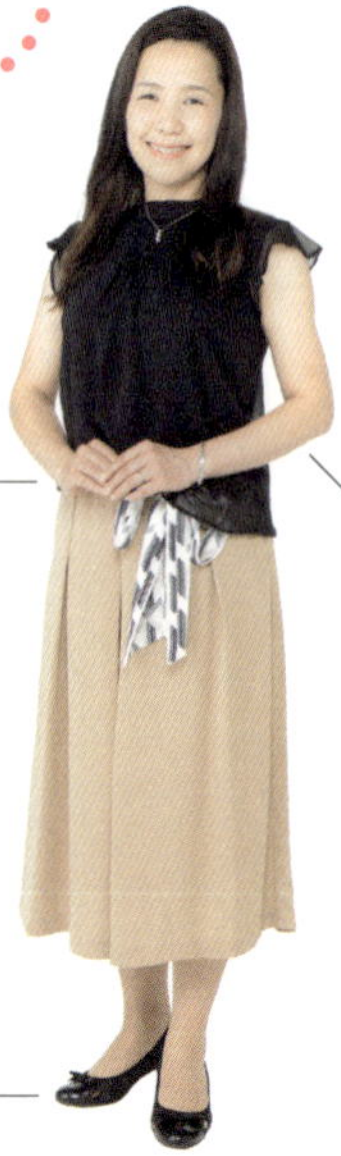

指先まで意識して手を重ねる

手の位置を高くすることで足が長く見える

足をそろえてつま先を 45°に開く

座るとき

×

正面を向いて座ると力が抜けてクセが出やすい

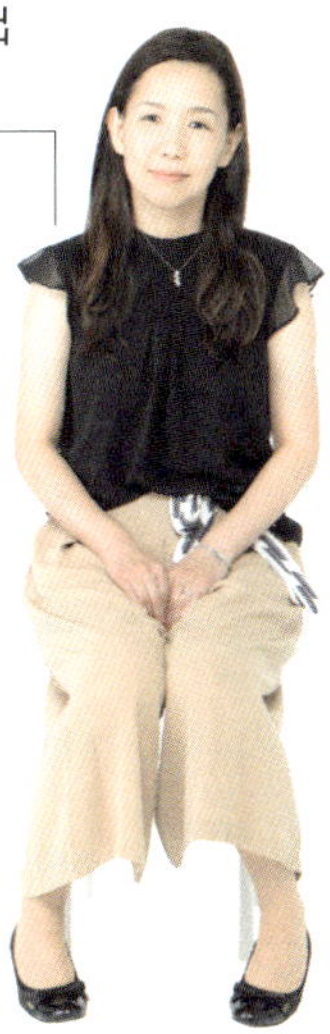

つま先が内向きはNG

○

少し角度をつけて座るとスッキリとした印象を与えます

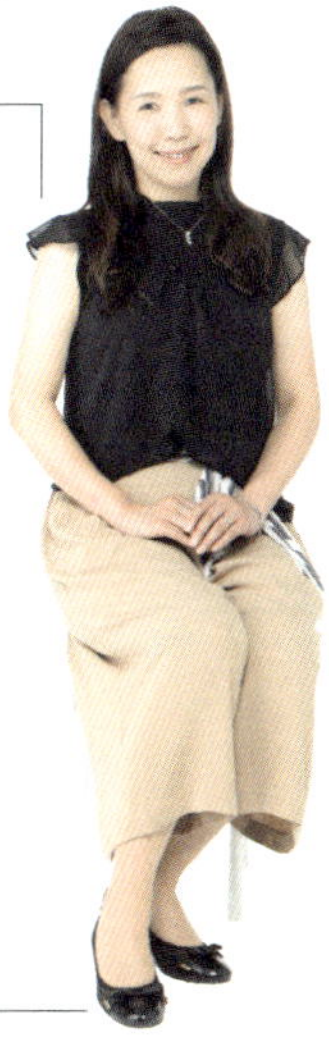

足をそろえる

スマホを使うとき

×

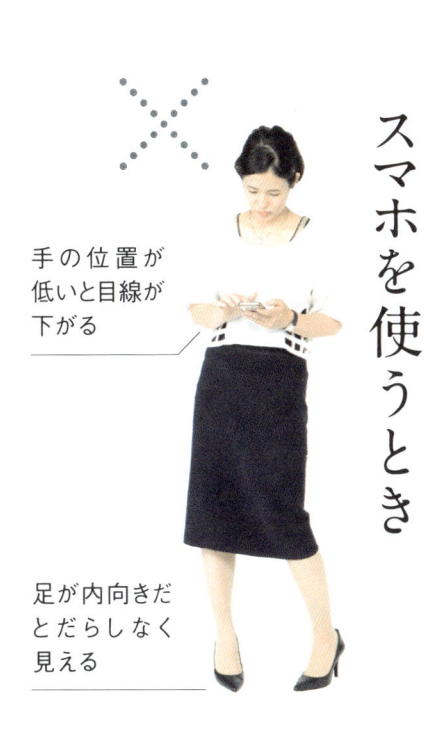

手の位置が低いと目線が下がる

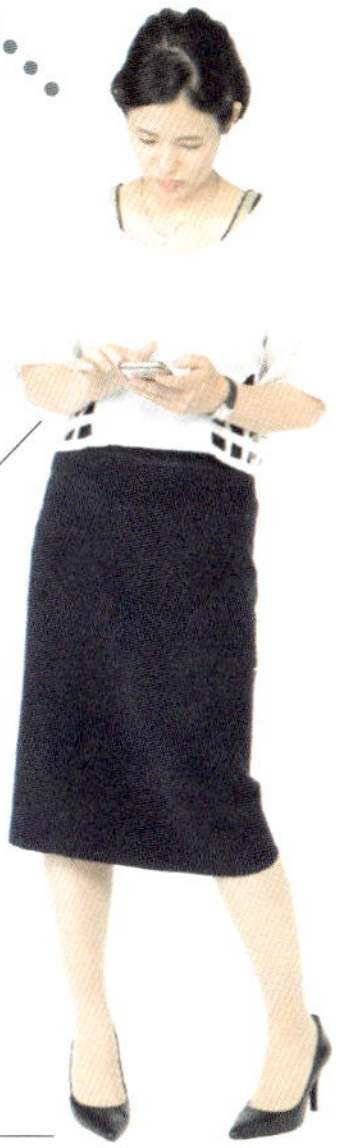

足が内向きだとだらしなく見える

○

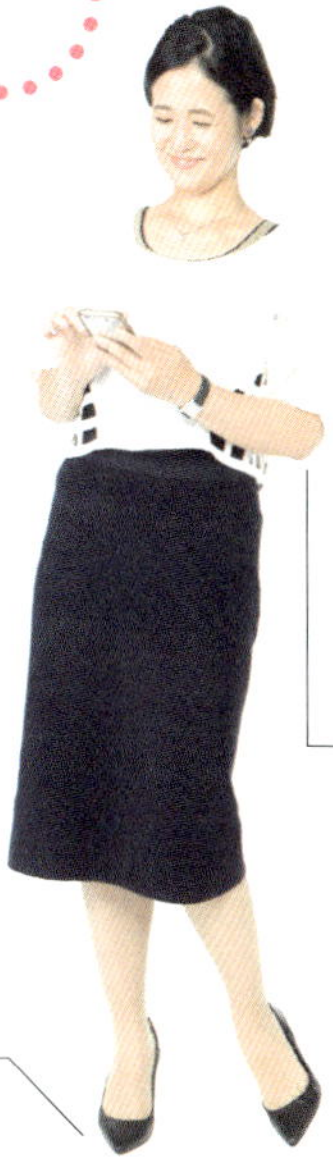

手の位置を少し上げると目線が上がり、姿勢が良くなる

つま先まで意識を持つ

正面に立つとき

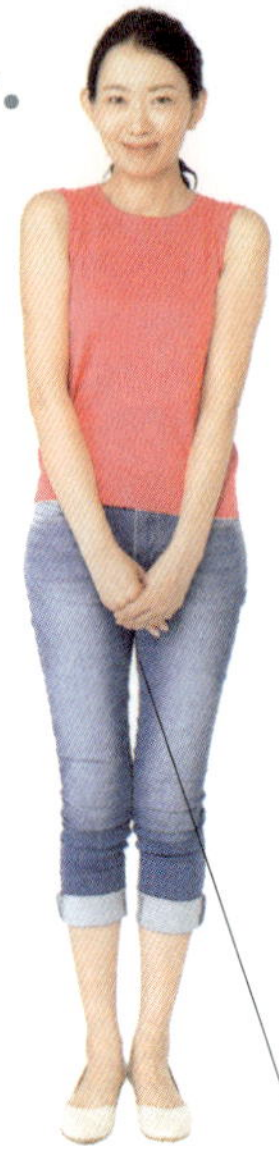

手の位置が前にあると肩が前に出て猫背になりやすくなる

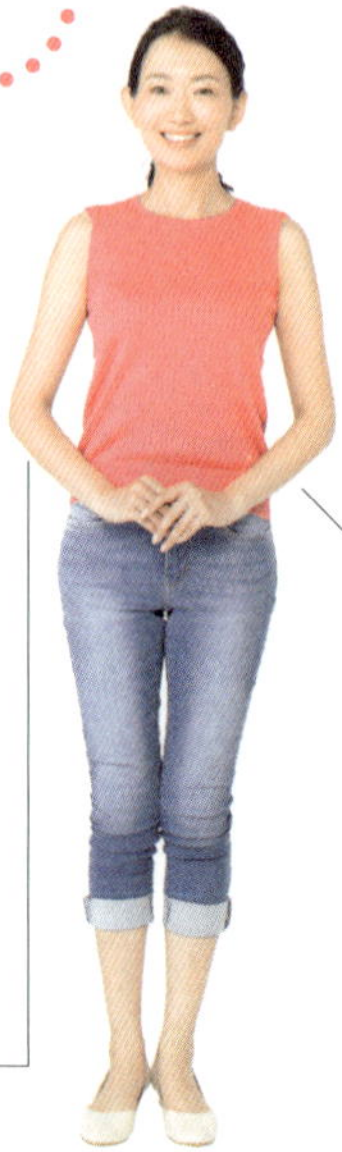

手の位置を上げると足が長く見える

ウエストの位置をかくさず、空間があくとキレイに見える

物を持つとき

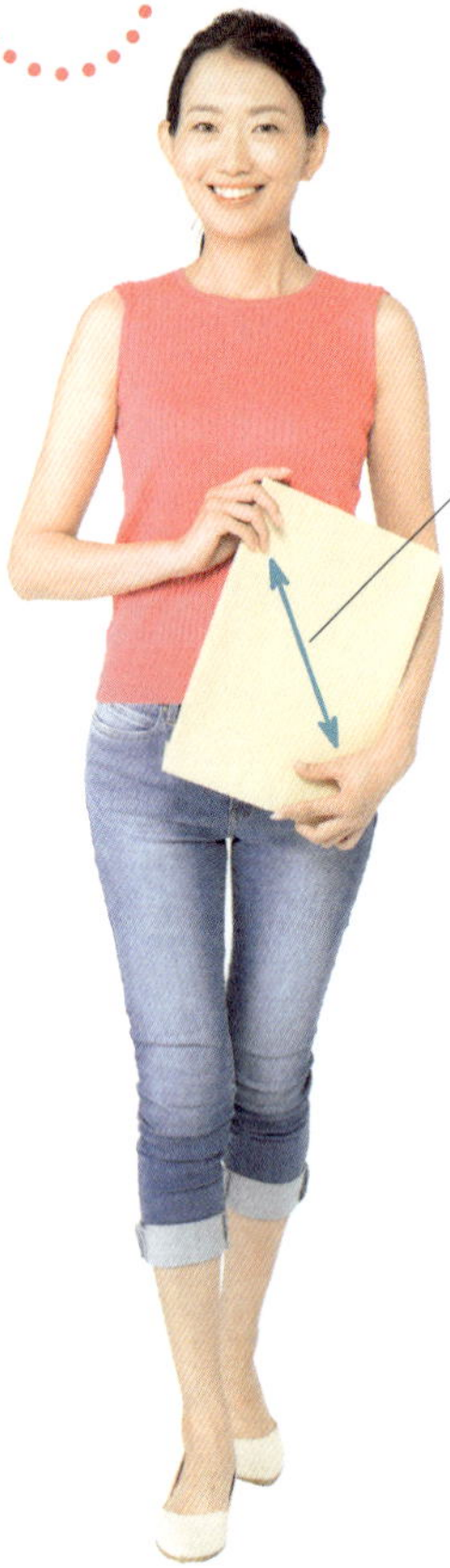

物を持つときは対角線上に手を置くとキレイに見える

POINT

CHAPTER3. 美しく見える歩き方

壁立ちを習慣にして、正しい姿勢を確認する

美人は足首で歩く

足の間から向こう側が見えないように意識する

Chapter 4

美しく正しい歩き方は足が支えている

健康な足には縦と横のアーチがある

美しく見える歩き方は**姿勢、歩き方、歩行環境**の3つの要素がそろわなければ実現できません。その全てで重要な役割を果たすのが足部のアーチです。足には、縦に2つ、横に1つのアーチがあります。それぞれのアーチは**地面に足がついたときの衝撃を吸収するためのクッションやばねの役割**を果たします。アーチは骨や関節の負担を軽減し、バランスのよい歩行をするために欠かせません。歩くときの全体重を足部のこのアーチが支え、次の1歩へと導いているのです。しかし、運動不足や加齢による足部の筋力の低下、足に合わない靴を履き続けて歩くことなどが影響しあい、いつの間にかこのアーチが崩れてしまっている方がほとんどです。

これではバランスよく、美しく歩くことは難しくなります。女性らしい美しい歩き方を叶えるために、足部運動をしっかり行うこと、崩れてしまった足の機能をサポートすることがとても大切です。

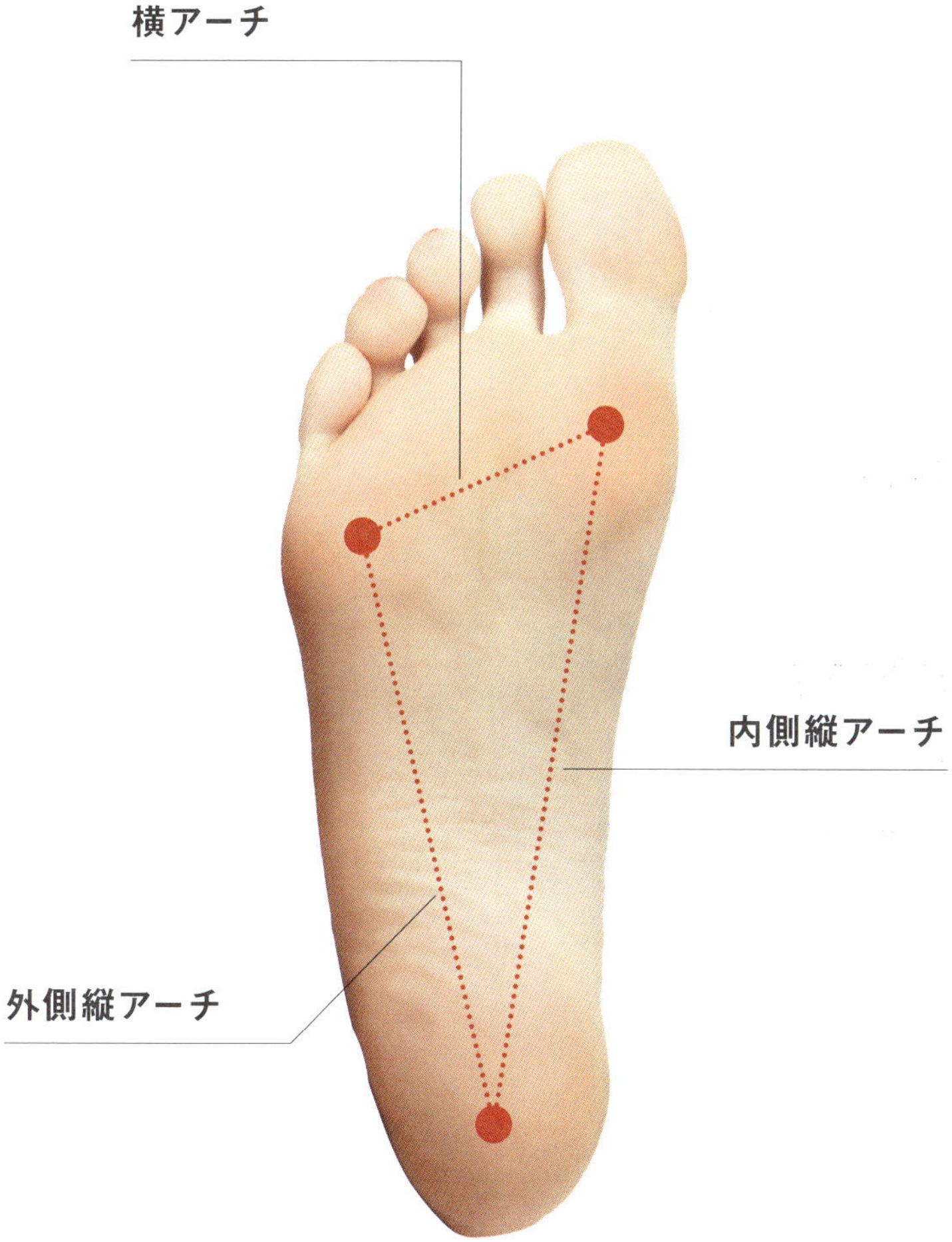
横アーチ
内側縦アーチ
外側縦アーチ

足に合った靴の選び方

歩行環境を整える……本当のサイズを知る

靴は美しく歩くための大事な道具です。前項で説明した足のアーチを守るためにも、足に合った靴を履くことが重要です。ウォーキングレッスンをしていても、**どうしてもバランスよく歩けない女性のほとんどが足に合っていない靴を履いています。**子どものころは、親が靴選びをするので、成長に備えて大きめの靴を選んで履かせることが多くなります。するといつのまにか大きめのサイズを履くことに慣れてしまい、本当のサイズを知らないままでいる人も多いのです。足のサイズに合う靴を選ぶことは美しい歩行を叶えるためのベース。足長を正確に測ることと、ウィズと呼ばれる足囲をしっかりと測ることが大切です。足囲とは親指の付け根と小指の付け根を囲んだ長さのことで、個人差がかなりあります。正しい足長と足囲を把握した上で、適切な靴を選びましょう。

足長の測り方

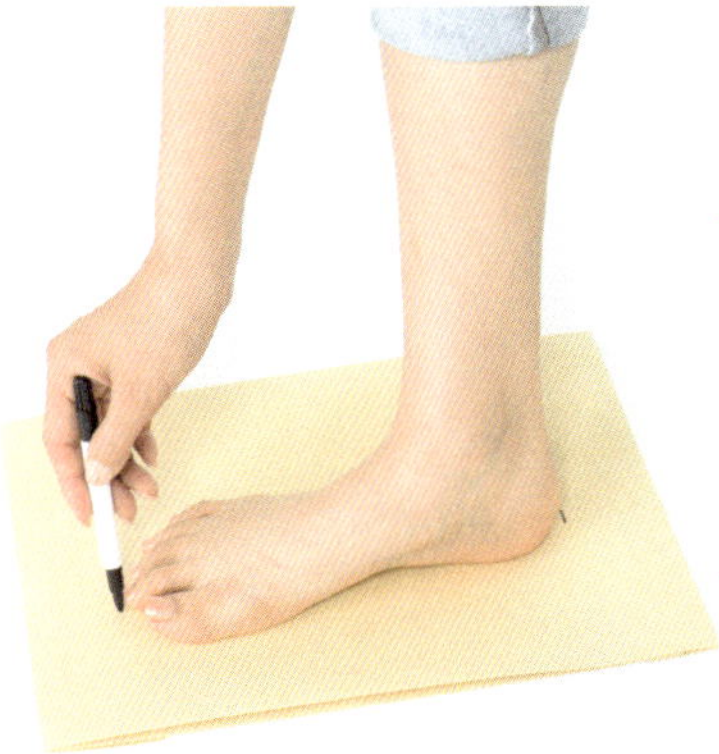

01

足指の一番長いところ
をチェックする

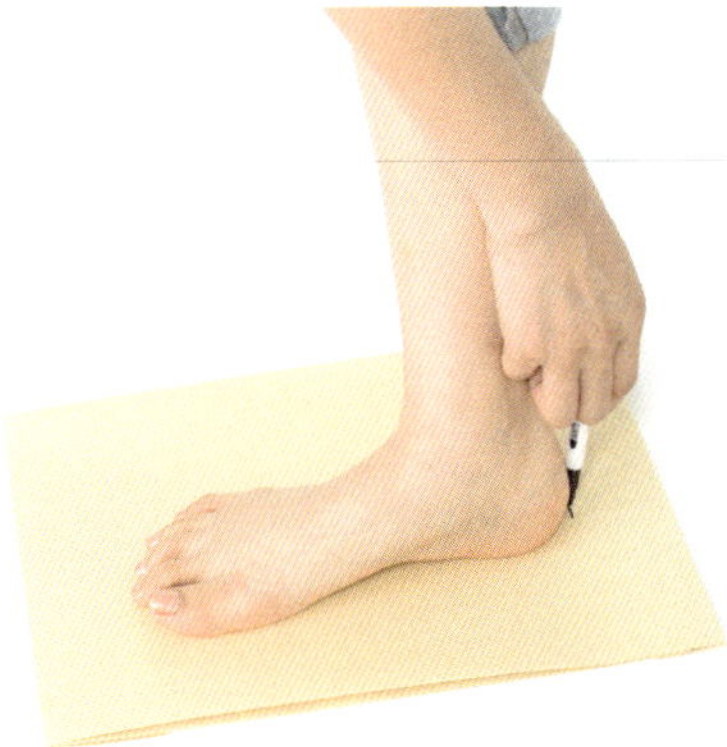

02

カカトの頂点を
チェックする

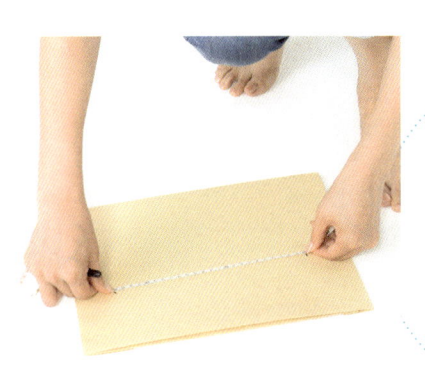

03

01と02の距離が足長
になります

足囲の測り方

親指の付け根と小指の付け根を囲んだ距離を足囲と言います

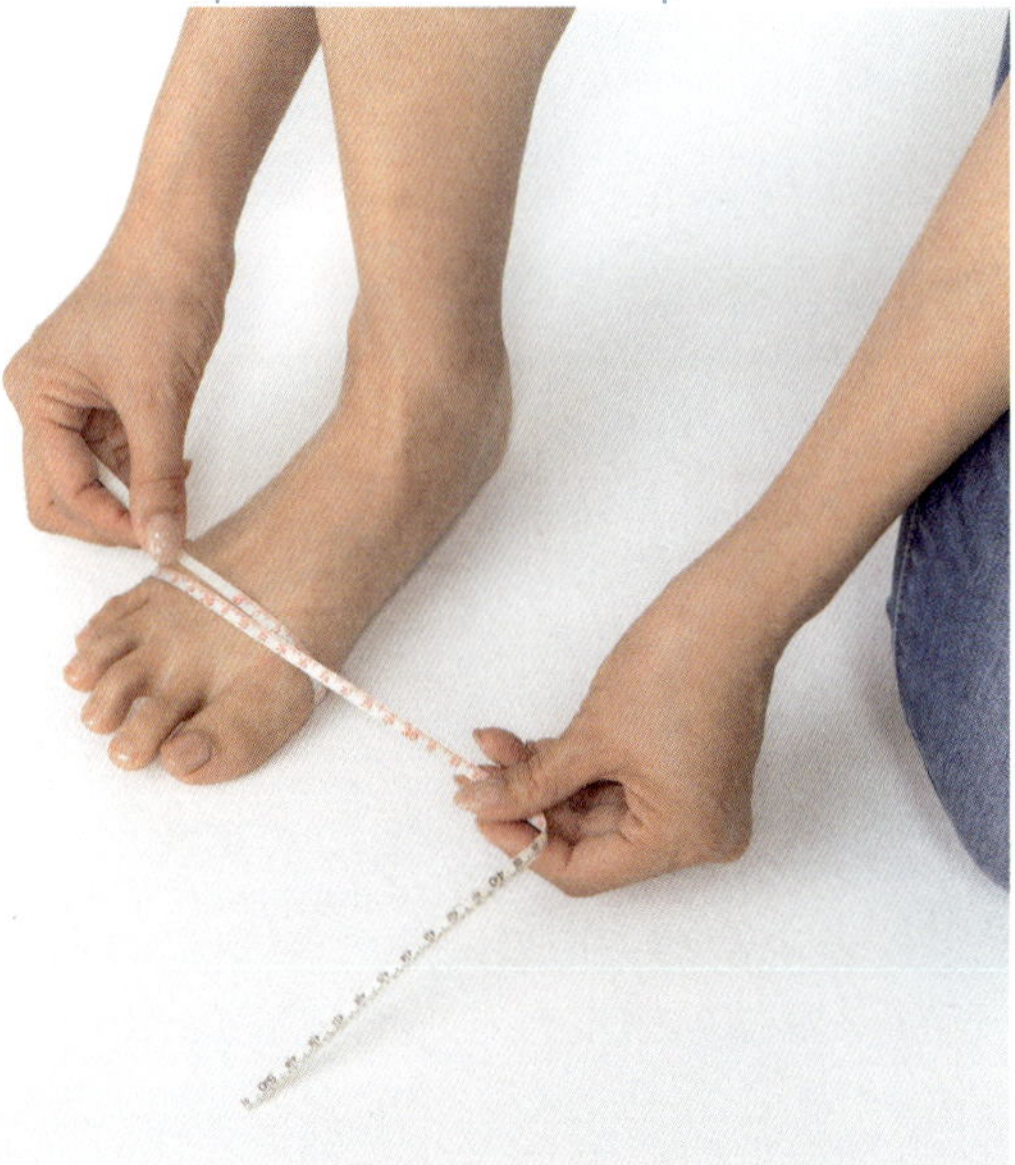

歩いた後のケア

歩行環境を整える……足に感謝する

たくさん歩いた日やハイヒールを履いた日には、当然疲れを感じるはずです。足部は1日何千回も全体重を支えてくれています。そのおかげで、仕事に行ったり、日々のお買い物ができたりするわけです。日常を離れた旅行先でも同じです。素晴らしい景色を見たり、新しい世界に出会って感動したりするのも全部、歩くことができたから。全部足部が活躍してくれたおかげです。そんな1日の終わりにはしっかりと足部ケアをしてあげましょう。

まずは①**自分の手を足指の間に交互に入れてギュッギュッと握手し、足首をゆっくり左右に回します。**②**そのまま親指を使って土踏まずを中心に足裏を押しほぐします。**③**足部をケアしたあとは脚部のケアへ。リンパに沿ってマッ**

サージをしましょう。

好きな香りのアロマオイルなどをブレンドして楽しむのもおススメです。テニスボールやゴルフボールを使って縦と横のアーチをほぐすのも簡単にできてとっても気持ちいいですよ！

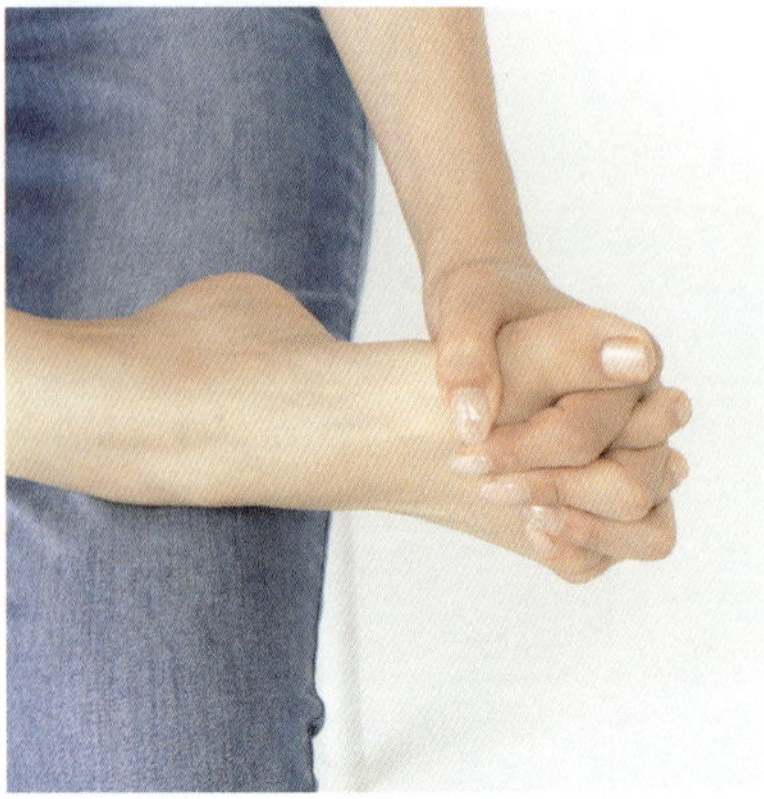

01
足の指と手の指で握手する

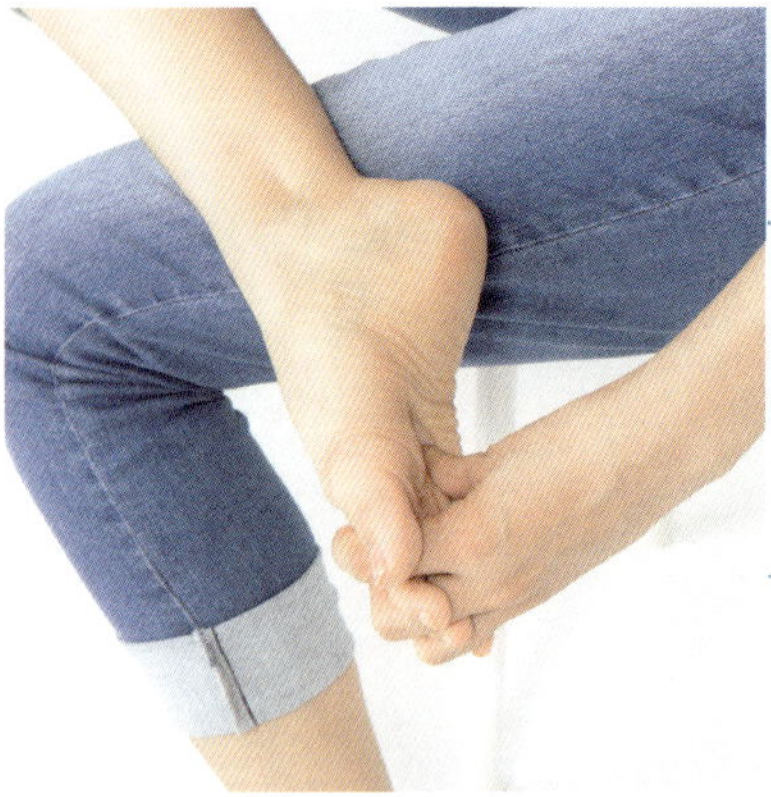

02
握手したまま、親指で足裏をほぐします

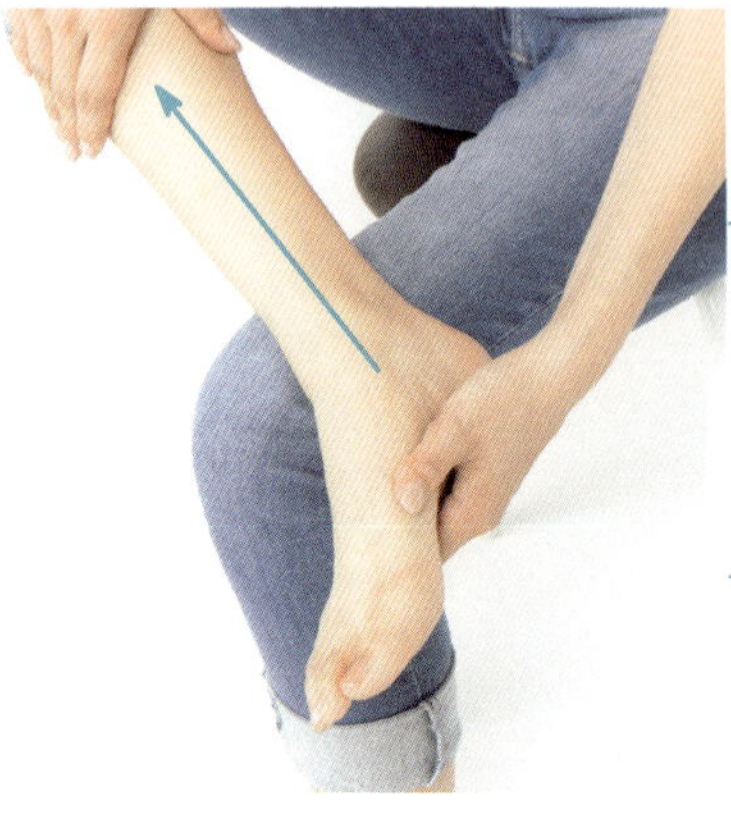

03
リンパに沿って下から上にマッサージします

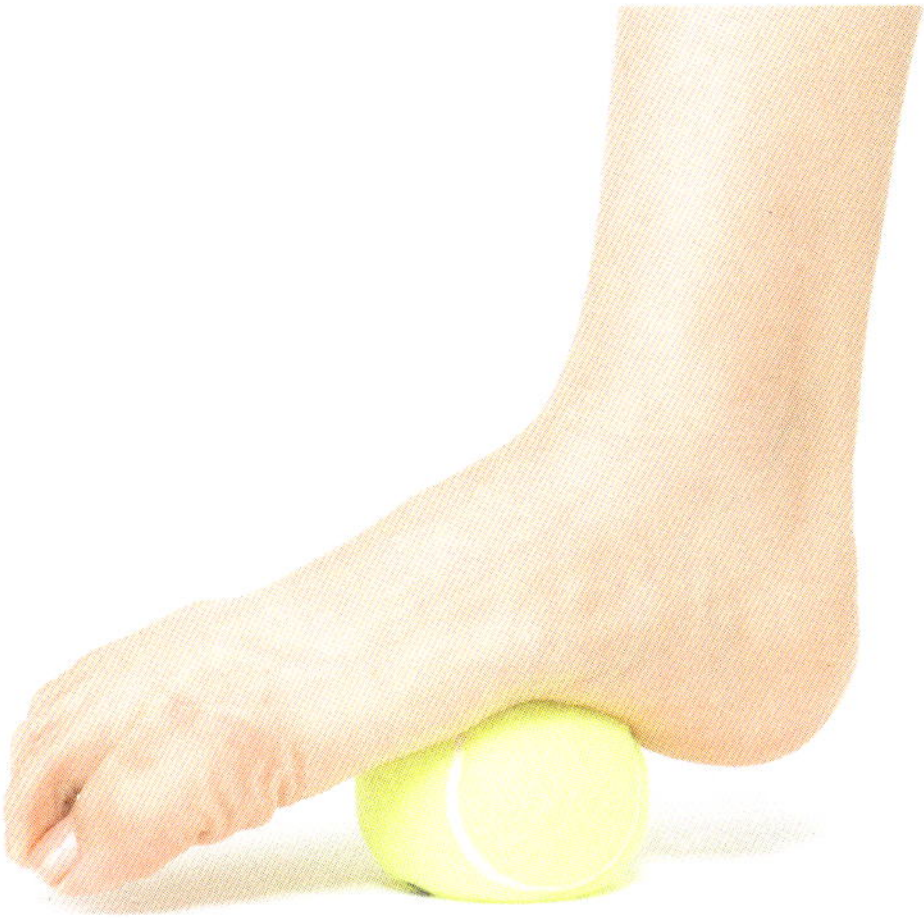

テニスボールやゴルフボールを足裏全体
で踏むようにしてマッサージします

＼ レッスン生の声 ／

自分の正しい足のサイズを知ってビックリ！
足に合わない間違ったサイズのものを
長年履いていたんだと、
自分の足に申し訳ない気持ちになりました。
（Y・Mさん　50代）

POINT

CHAPTER4. 美しく正しい歩き方は足が支えている

姿勢、歩き方、足がキレイをつくる3大要素

自分の足に合った靴を見つける

歩いた後の足のケアが大切

あとがき

普通よりちょっと背の高い猫背さん。それがモデルになる前の、過去の私でした。

モデルをやめた後の一時期、一般企業で派遣社員として働いていたことがあります。慣れない事務仕事。目立たないように、なるべく自分を小さくみせたくて、背中を丸めて過ごしていました。すると、いつの間にか、元の猫背で自信のない私に戻ってしまっていました。しかし、父が亡くなったことをきっかけに、ウォーキング講師として仕事をしていこう！　と決意した私は、これまで習ったモデルウォーキングや美しい魅せ方を、日常に馴染むようにアレンジして実践するようにしました。そうしたら、周りからの評価が驚くほど変わり「キレイ」「スタイルがいい」とほめていただくことも増えました。さらに、「上品で育ちのいい女性」という風に、セルフイメージとは正反対の印象を持たれることもありました。ダイエットをしたわけでも、ヘアスタイルや洋服でイメージチェンジしたわけでもなく、姿勢や歩き方、立ち居振る舞いといった体の動かし方を変えただけでした。最初は人からの印象や評価ってこんなに簡単に変わるものなんだ、と少し戸惑いながらも、とてもうれしかったのを今でも思い出します。

あるとき、私のレッスンに50代の女性が訪ねてきました。その方は頭がよく、仕事をバリバリとされているキャリアウーマンでした。靴が合わず、いつも足が痛いという悩みがレッスンを受けようと思ったきっかけだったそうですが、同時にキレイになりたい、これまでの自分から変わりたいという思いもあったそうです。レッスンが終わってしばらくたったあと、その方からこんなメッセージをいただきました。

「自分の殻を破ってキレイに変わりたい！　そう思って、自己啓発セミナーに行ったり、似合うメイクや洋服の診断をしてもらったりしながら、でもまだ目指す自分まであと1歩、と感じていた頃に、ウォーキングレッスンを受講しました。体に染みついてしまった歩きグセを手放しながら、正しい姿勢と歩き方を身につけていくことで、どんどん気持ちまで軽くなって、ようやく私らしさを感じられるようになっていきました。足に合う靴をはき、姿勢を整えてキレイに歩くだけで、全てがいい方向に変わっていくんだ、と感じています、これからもさらにキレイに歩いて、自分の成長を楽しんでいきたいと思います」

正しい姿勢と歩き方を身につけられると、自由自在に自分の印象をコントロールすることができるようになります。他の誰でもない、自分らしいキレイや美しさを楽しみながら表現していくことこそ、女性の特権であり、女性に生まれた喜びの一つではないでしょうか。「躾《しつけ》」という字は身を美しくと書きますが、正しい姿勢や歩き方、靴選びを、学校や家庭で子どもに伝えることができる世の中にしていくことも私の夢の1つです。

人は人と出会うとき、必ず歩いて出かけます。人との出会いを通して世界を広げ、自分を成長させていくことこそが、人生の幸福度を上げていくと私は思っています。年齢を重ねても、自分の足で歩くことさえできたら、いくつになっても自分を成長させていける。そう考えたら、年をとるのも楽しみになってくるはずです。

毎日の歩く時間をただ歩くのではなく、体に意識を向けて正しい姿勢でしっかり歩く。たったそれだけで、健やかな体づくりとキレイを実現しながら、一生成長し続けていくことができるのです。お金も特別な時間も必要ない、とってもシンプルで効率のいいアプローチが歩くことだなんて本当に素晴らしいと思いませんか。あなたの大切な人にも是非教えてあげてくださいね。

最後に。本書のために快く協力してくださった新潟医療福祉大学の阿部薫教授をはじめ、これまで応援してくださった全ての方、いつも一番近くで私を支え、元気をくれる息子の光希と優利、そしてこの本を手に取り最後まで読んでくださったあなたに心からの感謝を送ります。ありがとうございました。

多村亜希子

購入者特典

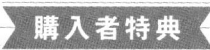

「美しい歩き方」
体験レッスン動画が
見られます

Profile

多村亜希子（たむら あきこ）

1978年生まれ。秋田県男鹿市出身。10代よりモデルとして活動。2000年よりモデル事務所、芸能スクール、各種ショー、イベントなどでウォーキングの指導に当たる。美しい姿勢と歩き方を通して女性の輝きを引き出すことを提唱し、TV出演や取材・講演など多方面で活躍。幼稚園児からお年寄りまで、約3万人の歩き方を指導してきた。

阿部薫（あべ かおる）

新潟医療福祉大学 教授
2009年より同大学大学院にて、靴とヒトの歩行の関係を科学的に研究する「靴人間科学研究室」を主宰。2019年 3月現在：博士（保健学）10名、修士（保健学）30名を輩出。2001年よりシューフィッターの養成・教育活動に協力し、足と靴の研究の第一人者として、様々な企業のアドバイザーや研究顧問を務める。

「誰でもキレイに
見える美しい歩き方」

2019年10月8日　第1刷発行

著者　多村亜希子
撮影　森モーリー鷹博
スタイリスト　冨永彩心
ヘアメイク　熊谷直子

装丁　鈴木大輔・仲條世菜（ソウルデザイン）
イラスト　坂本　茜
編集　臼杵秀之
発行者　山本周嗣
発行所　株式会社文響社
〒105-0001
東京都港区虎ノ門2-2-5
共同通信会館9F
ホームページ　http://bunkyosha.com
お問い合わせ　info@bunkyosha.com

印刷・製本　三松堂印刷株式会社

ISBNコード：978-4-86651-148-1　Printed in JAPAN
この本に関するご意見・ご感想をお寄せいただく場合は、郵送またはメール（info@bunkyosha.com）にてお送りください。